II

大通靈家

艾德格・凱西療癒精要

THE EDGAR CAYCE REMEDIES

威廉・麥嘉里 William A. McGarey 醫師 ___ 著
非語 ___ 譯

A Practical, Holistic Approach to Arthritis, Gastric Disorder, Stress, Allergies, Colds, and Much More

本書獻給一九八二年七月四日過世的休·林·凱西（Hugh Lynn Cayce）。關於凱西工作的成長發展，承擔最大責任的莫過於休·林；而且正是休·林激勵我致力於這些促使本書寫成付梓的療癒概念。

目錄

第二部 採取行動

第三部 保健方法

療癒的探險歷程

身為執業內科醫師的我，從一九五七年開始，便熟悉凱西資料，並在臨床上發揮運用。擔任艾德格·凱西基金會（Edgar Cayce Foundation）醫學研究部（Medical Research Division）主任，我很榮幸能夠研習凱西解讀當中描述的身體功能概念，見識到應用解讀中發現的準則所帶來的結果，並與許多研究暨開悟學會（Association for Research and Enlightenment，簡稱ARE）的會員通信聯繫，這些人關心自身的健康問題，以及在應用凱西解讀當中發現的資料時，應該秉持什麼樣的態度……

物質身體是我們存在的現狀，而凱西將關於療癒的大部分提示指向物質身體。他似乎是在說，我們在物質身體和心智失能方面經驗到的歷程，其實是一趟意識的探險。

所以，好好踏上這趟探險之旅吧！

——威廉·麥嘉里（William A. McGarey）醫學博士

推薦序——

率先實現凱查姆預言的先驅者

一九六五年，我第一次見到威廉．麥嘉里博士，在維吉尼亞州維吉尼亞海灘市的ARE（研究暨開悟學會）總部，那裡收藏了包含艾德格．凱西通靈解讀抄本在內的大量檔案。

麥嘉里告訴我，在一九五五年，也就是凱西去世後十年，他如何開始對凱西的健康解讀產生興趣。需要做出診斷的他，開始採用蓖麻油包和其他凱西療法治療疑難雜症。神奇的是，那些方法奏效了。

大約十五年後，麥嘉里在亞利桑那州的鳳凰城開了一家診所，專攻凱西式治療法。從那時起，三萬多名形形色色、各個年齡層的患者進出過他的診所。

我認識其中幾位這樣的患者。每一位都接受了多年前凱西針對類似疾病所建議的那些療法。每一個病例都顯示，患者病情好轉。一個小男孩被治癒了，他罹患的是危及生命的支氣管哮喘病。另一名年長女性遵照凱西提出過的建議，治療「不可治癒」的癌症，加上同等關注身、心、靈。如今，十年過去了，這位女性前所未見的老當益壯。

起初，診所內只有麥嘉里和他也是醫生的妻子葛蕾蒂絲，以及少數幾位助手。現在則有將近四十人，包括內科醫師、初級照護人員、護士、治療師、技師、研究人員和後備人員。目前的設施本身就是一家整體的「全人健康中心」（Center for Wellness），有生物反饋、音樂療法，以及營養、鍛鍊、靜心、疾病本質方面的教育和研究課程，而且計畫在距離鳳凰城六十公里處，也就是卡薩格蘭德（Casa Grande）的美麗沙漠地區，建造一座寬敞的「再生中心」（Center for Regeneration）。

早在麥嘉里投入之前，衛斯里．凱查姆（Wesley Ketcham）醫師就直接與凱西合作，幫助以普通療法治療無效的患者。他們的關係持續了好幾年。這段合作關係結束時，驚嘆不已的凱查姆告訴凱西：「從今以後一百年，醫生們一定會讀著你說過的話，按照你開過的方子治療病人。」大家要知道，麥嘉里醫師是率先實現凱查姆預言的人士之一。

傑斯．史坦恩（Jess Stearn）加州馬里布（Malibu）

一九八三年一月

導讀——

靈是生命，心智是建造者，物質是結果

距今至少七十五年前*，艾德格．凱西（Edgar Cayce）給出了生平第一次解讀，那是一段關於凱西自己身心健康狀況的談話，有些人稱之為出神（trance），有些人則認為是擴展後的意識狀態（extended state of consciousness）。凱西死於一九四五年，留給世人的是源自無意識心智（unconscious mind）的信息研究，且涵蓋的主題範圍從史前歷史到預言過的地球變化。

然而，凱西的大部分工作都與人體和人體的疾病、人體的本質、人體的療癒能耐有關。在維吉尼亞州維吉尼亞海灘市的「研究暨開悟學會」（Association for Research and Enlightenment，簡稱ARE）圖書館，記錄下來且編入索引的一萬四千八百七十九篇凱西

註解

* 譯註：本書成書時間約在一九八三年。

解讀當中，有八千九百六十八篇是提供給關心自己物質身體福祉的個人。

身為執業內科醫師的我，從一九五七年開始，便熟悉凱西資料，並運用在臨床上。擔任艾德格．凱西基金會醫學研究部主任，我很榮幸能夠研習凱西解讀當中描述的身體功能概念，見識到應用解讀中發現的準則所帶來的結果，並與許多ARE會員通信聯繫，這些人關心自身的健康問題，以及在應用凱西解讀當中發現的資料時，應該秉持什麼樣的態度……

在凱西資料當中發現的健康和療癒方法，最好稱之為「整體的」（holistic）——因為一次又一次，凱西在沉睡的狀態下，將人類看作是時間和空間中一個完整的獨立存在體（entity）。「靈是生命，心智是建造者，物質是結果。」這似乎是凱西評估地球上人類狀態的主題。他認為人是時空中的旅行者，地球上的異鄉人，起源和天命都在靈界，而我們若要感知到靈界，最常透過的是內在之眼，以及曾被賦予靈界特權的那些人的話語。因此，我們每一個人都是永恆的存有（being），在出生前以自我意識的形式存在，且在物質身體死亡時繼續存在。

然而，物質身體是我們存在的現狀，凱西將關於療癒的大部分提示指向物質身體。他似乎是在說，我們在物質身體和心智失能方面經驗到的歷程，其實是一趟意識的探險。

所以，好好踏上這趟探險之旅吧！

本書不是要詳盡澈底地研究凱西的工作——解讀中的資料多樣多變且遼闊廣泛，其實達不到那個目標。我要討論的是，在行醫過程中已然成為我的生活之道的部分理念，而且將會描述，就我眼中所見，療癒是如何發生的。此外，我將探討其他人的創意發現，這些人不是醫生，卻實踐了凱西曾經描述過的療癒概念或簡單的治療方法。

第一部分談論的是理念、概念以及人的本質和療癒。第二部分描述療癒身體的程序和理念。第三部分聚焦在不健康駐留的特定身體區域。最後，第四部分是結論，總結之前提出的資料，使全書更加完整。

最後，我的成功以及本書所述因採用這些療癒技術而成功的其他經驗，可能並不適用於每一位讀者。治療的採用或執行，應該要先諮詢醫師或其他受過訓練的專業人士，不然就是由這些人加以監督。

可以說，本書談論的是療癒；而且歸根結柢，療癒是每一個人的事：從母親親吻年幼兒子的受傷手指，讓手指好起來，到外科醫師移除危及生命的「發炎」闌尾。我們每一個人都參與了療癒人體。

第一部

運作機制

第一章

什麼是人體？為什麼生病？

當我還是八歲男孩的時候，經常仰望夜空，眼見所有那些奇妙閃爍的星星，然後納悶著，到底要走多遠才到外太空啊。我在學校學到，外太空的距離是用光年丈量的，不是用公里，而且曾經被研究過的最遙遠星辰，一定是距離我們的地球幾十億光年。但是那到底是多遠啊？還有，當你到達外太空的盡頭時，那之外又是什麼呢？

這令我迷惑驚歎——然後，當年歲日長，我得出了這個結論：太空絕不是一個三度空間，它一定是一切事物的源頭之類的東西，就好像我們所謂的上帝——壓根兒是我們目前有限的心智運作所無法理解的。

人類的身體和人體的奧祕，就好比太空和太空的無限，好比原子和原子的浩瀚，以我們目前有限的頭腦，完全無法理解這一切——就好像我們靠著昏昧的視界理解一部分的神與自己的靈性本質。但那卻是我們的挑戰，要勇往直前，在執行人生的日常任務時，要力求理解——也因此，我的任務將我推向了我們稱之為人體的那個奧祕，加上人體的疾病，以及人體被治癒且變得完整的需求。

在擴展的意識狀態下，艾德格．凱西看到了與對的行動和過失相關連的疾病和健康；但這一切全都被疊加在一份宇宙計畫上，那將人類置於事物的中心，具有靈性的起源和屬靈的天命。凱西的信息源頭和《舊約》的故事均顯示，在這個宇宙出現之前，人就被創造成一個「靈性的存在」。

拉比（Rabbi）* 赫伯特．韋納（Herbert Weiner）是專精猶太教智慧之書《卡巴拉》（*Kabala*）的權威，喜歡講述《卡巴拉》的「遺忘天使」故事。情況似乎是，每一個人在出生之前，都有機會看見自己未來會發生什麼事。「遺忘天使」會將那人帶到某個特殊的地方，讓他看見未來一生的所有重要事件，只要這人選擇在那個時間出生。假使這人選擇放手一搏，遺忘天使就會觸碰一下這人上唇的中央，這人便忘卻他看過的一切，然後誕生在人世間。

不論事件是否和上述一模一樣（因此你必須做出決定——除非你記得當初看到的景象），毫無疑問的，我們無法預見未來是有益的。看不見未來的際遇，我們很難跟上當下——儘管屆時我們可能累積了更多一點的經驗，滿懷希望地認為擁有更多的智慧。

回顧過去是另外一回事。假設我們已經活了好幾輩子，對自己目前的存在狀態有所貢獻，那麼過去，正如我們理解的，已經結束了，只有在收穫已經完成或播下的東西時，才能再次與其相遇。這套律法叫做「業」（karma），或是「因果律」（law of cause and effect）。然而，往事已矣。

因此，一部分出於好奇，一部分基於理解和學習，許多人尋求前世的信息，以及遠古時代在昏昧、黑暗地區發生的事。凱西資料的重頭戲「人生解讀」（life reading），就提供了許多關於前世的有用信息。今天，甚至截然不同於剛逝去的過往，人們正逐漸憶起愈來愈多的前世經驗，而且有許多個人可以為求道者解讀前世。

療療的領域，除非當事人在穿梭累世累劫期間考慮到現下的人生經驗……也就是說，如果輪迴轉世真正存在，否則這人不會發生真正的改變。我對這點的立場是：情況的確是這樣。

疾病和健康的開端往往在前世。這些情感的傾向，出現在等同於前世記憶儲藏庫的腺體之中。這類傾向不偏不倚地導向欠缺平衡或是更大程度的平衡，於是招致病症，或者更加健康。理解這些傾向，忍受業力為物質身體帶來宿醉般的後遺症，在尋求更加健康和重新喚醒意識的過程中，可以幫助我們耐心從容地對待自己。

然後我們可以說，我們是「靈性的存在」，被賦予了心智和身體，曾在地球上經歷過累

註解

* 譯註：猶太律法對合格教師的稱呼。

世累劫，且是某個持續進行的生命歷程的一部分，忙著探尋方向，而那將會帶領我們邁向我們本能知道就是自身屬靈天命的那個目標。

病理症狀不會神奇地或突然地出現，它在過程中逐漸生成，需要時間。有些症狀講述了疾病如何源起和生成，如果身體的某處沒有這些點點滴滴的實際狀況，疾病就不可能成形。疾病不是存在於身體之外。病原體、細菌、病毒、致癌物質，在不與身體接觸時，都是確實存在的，但它們引發的疾病只是潛在的，而且所謂的致病因子絕不會百分之百引發疾病。身體之內遍布著天然的防禦機制，在大部分情況下保護身體，抵抗病菌。

預防疾病方面，最重要的一點大概是要覺察到，每一個人體內固有的這些保護機制可能有缺陷，但這些機制可以被強化。那些危急時刻之所以到來，是因為擾人的心智或情緒活動，不然就是疏於照顧身體本身的需求（例如飲食、運動、睡眠），因而壓抑了那些防禦機制，然後可以說，門戶被打開，迎進了致病的過程。

一旦開啟，疾病便逐步演進，發展成嚴重的有時甚至是危及生命的病症。然而，疾病可以在任何一點被中斷或逆轉，回復到正常的功能運作，可以是很快速的，也可以曠日費時。有時候，回復或療癒可能幾乎是瞬間的。儘管如此，疾病的本質基本上是一個過程，因為同樣在時間跨度中前進的「人」，正是疾病發生的地方。

人是身體（body）、心智（mind）、靈性（spirit），且三者是一體的，每次患者前來接觸醫生、療癒者、治療師、護士或前線人員時，這個理念都需要非常真實地被體認到，並被好好處理。當一個人尋找疾病的成因同時搜尋最好的治療方案時，這個人類的整體概念需要得到認可和讚賞。

在凱西解讀概念的範圍之內，經常重複的是，疾病是「原罪」，或是不和諧，不是在經驗與神的同一性（at-oneness）。如果所有疾病都是原罪，那麼我們有必要詢問，當凱西治療人類生命中的那類活動時，他究竟是什麼意思。根據凱西的說法，一個人可能需要蓖麻油——如果他存有蓖麻油意識；或者，他可以從盤尼西林*中獲益最大——如果他存有盤尼西林意識。他可以選擇電療作為治癒的方法，或者，手術可能是必要的，這一切完全取決於這人意識的本質。難怪有許許多多的方法可以達到我們所謂的療癒狀態。此外，如果可以採用物質的方法戰勝等於原罪的疾病，那麼應該也能夠運用心智的方法和靈性的輔助，來逆轉病埋的過程。

細看人類累世累劫的經驗，以及出於因果律而被建構起來的疾病，是否有可能透過「靈」的果實或是透過輔助物質身體，來逆轉這些過程呢？這是熟知轉世觀念的每一個人必定會提出的問題。由於研究凱西解讀，我得出的結論是，多數嚴重、長期、退化的疾病，本質上都是業力的：帕金森氏症、類風濕性關節炎、肌萎縮性側索硬化症、肌營養不良症等

註解

* 譯註：青黴素。

等。關於這類疾病的潛在可逆性，在世界文獻、《聖經》、凱西解讀當中，都表達了看似矛盾對立的觀點。

對醫師而言，關鍵在於，要得出結論，解決這個可逆性問題，因為這些會對治療患者的方式產生重大的影響。舉例來說，如果一個人對《聖經》中的陳述「用刀殺人的，必被刀殺。」（啟示錄第十三章十節）得出合乎邏輯的結論，那麼折磨這個身體的業力必定依樣畫葫蘆。還有許多其他可以引用的實例，會導致一個人認為，在真正的業力條件下，尋求完全回復正常必是徒勞無功的。

然而，業力總是有一個停止點，而且，就像任何的「債」一樣，被清償了。並沒有律法規定，唯有當一個人的物質身體死亡，帶著這人的病痛過程走到人生終點時，「債」才可以得到清償。業力總是有一個終結點，而且這似乎就是靈性的理解發生的那個點，或是「教訓」被習得的地方。這個接合處可以稱為「業力終結和恩典開始的地方」。因為我們所說的「恩典」似乎是，在那個時候，寬恕被經驗到業力的那個人接納了。如此的自我寬恕，可能已經提供了好長一段時間，但自我接納可能一直被拒絕。凱西解讀似乎要人們相信這個概念：這類拒絕是叛逆，而叛逆是原罪。就跟疾病一樣。因此，自我接納必定是這個療癒過程的一部分，而且必定是個體在地球期間經驗到的一部分靈性學習。

所以，如果業力可以因明確的靈性宗旨而得到滿足，那麼治療「不治之症」的醫生，面臨的挑戰便是，將這類患者視為——可能隨時學會引發這次疾病經驗的功課。據此，醫生的治療方案一定要有某個靈性的方向，心智必須參與，帶出必要的教育歷程。醫生必須有耐心地與患者合作，力求戰勝已然成為患者整體人生經驗的某個部分。

身為內科醫師，當人體的療癒是從冒險經歷一個人的總體意識的觀點著手，認定那是個見證到恩典在病程中活躍起來的機會，那麼人體的療癒就變得真正令人著迷。

第二章

進一步細看人體

我們應該探究一下稱之為「人體」（human body）的這個奧祕。在醫療領域，人體成為核心焦點研究，儘管今天的認知可能不是那樣。確實，在今日的醫學中，普遍強調的是疾病、研究疾病、量測疾病，彷彿疾病的存在與個體人類的奧祕和錯綜複雜毫不相干。

醫學是為患者個人存在的，而且最大的信息源頭還是要在那個個體當中才能夠找到……而且患者就是你，患者就是我。幾年前在《紐澤西醫學會雜誌》（*Journal of the Medical Society of New Jersey*，一九七三年二月號）發表的一篇編者的話，稿件編號70:94，或許最能總結這個觀點：

患者其實是一切研究的源頭。有想像力的人們總是設法憑空捏造出一個個研究專案，但往往沒有耕耘那一個永無止境的構想源頭和事實數據的源泉，也就是我們必須知道如何解讀的那個人。

患者是一本書，等著被敏銳的眼睛和受到啟發的心智好好解讀。每一名患者都提供一個重新正視這些事實的機會。在醫學研究的方程式中，患者代表未知，而將未知轉換成為已知則是醫學研究的目標。如果一個人因為檢閱同樣的研究問題而顯得疲憊不堪，那麼回歸到主要的源頭——患者本人——就可以找到氣力。

進一步細看人體時，有必要逐步理解神經系統當中的情況。凱西看見了電的重要性以及電在人類運作中扮演的角色。他在許多解讀中描述了神經細胞如何四處探索，搜尋新的連線。他還深入研究了因果關係，討論了電的來源或性質，包括在身體內部和外部發現的電。

> ……因為一切原力、一切力量，都源自一個源頭。因此，如同之前提過的，凡是構成電子能量的——人類稱之為電子或電能的，可以用作方便措施、用作人類經驗的必需品的——本身就是來自於神。
>
> 4757-1

凱西在解讀中談到自主神經系統與腦脊髓神經系統之間的關係。他指出，自主神經系統調解了無意識心智（unconscious mind）和該心智的活動，而腦脊髓神經系統則關注表意識心智（conscious mind）。

所以，理解身體及其功能的關鍵在於，明白電脈衝和電子脈衝是那個運作的基礎：主要是在念想中，在感知周遭世界時，在消化和一切的身體活動裡，以及在人生範疇內創造建設性或者破壞性的活動。所有這些脈衝必須在身體之內是協調的，否則混亂和中斷就會發生。

討論人體的生理運作時，不協調的概念經常出現在凱西解讀中。對我而言，這個觀念已經變成了理解疾病和健康的基石，因為當器官或系統在體內不是同工合作時，健康就是無法獲得。功能協調才允許適當地同化（assimilation）食物和適當地排泄廢物。當神經系統彼此不同步乃至稍微不協調時，麻煩就會出現，麻煩有時嚴重，有時輕微，但始終是麻煩。

凱西使人們理解到，人體內有三大神經系統的概念，這與我們在醫學院學到的完全不同。關於五種感官及這些感官的重要性，醫學院教了許多，但在我們的生理學和解剖學課本中，五種感官並不是聚集成一個系統，成為一個單元運作，類似自主神經系統或腦脊髓神經系統。然而，凱西解讀確實詳細說明了這樣的理解，而且的確講得通。舉個例子，凱西提示，眼睛感知到的色彩，對自主神經系統有巨大的影響，而且相較於抵達腦脊髓系統（也就是大腦），色彩八成更快速且更明確地到達自主神經系統。我們今天知道，即使我們的表意識沒有覺知到色彩，但色彩確實影響到我們的情緒。

身體不僅在神經系統當中引發各種不協調的狀態，也可以在器官的功能之間產生不協調。舉例來說，排泄器官必須通力合作，否則便有難題。肝臟和腸道、皮膚、肺臟、腎臟，每一個都要照料必須從身體排泄出去的一部分物質。如果腎臟衰竭，我們稱之為尿毒症，這症狀是正常該由腎臟排泄的那些身體殘渣無法透過任何其他的排泄器官去除掉。持續的時間過久，身體毒素持續積累，便招致死亡。現代科技造就了洗腎和腎臟移植，卻還沒有解決腎臟當初為什麼會衰竭的問題。

談到身體及其功能，不管主題是什麼，都有許多內容可寫，但應該注意的是，身體的所有器官不僅獨立運作，而且與其他器官以及被視為一個整體的身體模式協同合作。我始終認為，身體的設計起初是為了滿足我們稱之為「人」的「靈性存在」的需求，讓兩者合作共存，生活在這個第三度空間，如此，才能夠實現人生目的。這意謂著，身體的每一個部分必須為了整體的利益共同合作，且任何部分的運作都不可能完全不依賴其他部分。

「協調」（coordination）也可以稱之為「平衡」（balance）。在人體中，平衡的結果是「體內的恆定狀態」（homeostasis），意指身體的狀況允許生命歷程延續下去，沒有什麼大難題。

身體呈現平衡的方式之一是酸鹼關係。我愈來愈相信，這種平衡在人體組織中的表達，是一件至關重要的事。我們知道，許多身體的組織、體液、管束，仰賴本身的pH值，或是酸度水平，才能正常運作。譬如，血液必須將pH值維持在非常有限的臨界範圍內，否則身體會嚴重不適。陰道、淋巴液、胃裡的東西等等，必須保持特定的酸度或鹼度水平，才能正常運作，抵抗疾病的侵入。

如果你吃了對身體起鹼性反應的東西，就會產生必須被身體排泄掉的鹼性，或是令組織變得偏鹼性，因為血液在這情況下是相當穩定的，因此，飲食過酸，或是一個人因思考和情感表現方式導致過酸，都可能在虛弱或受壓的組織中產生酸性，而不是單純地透過膀胱或腸道排泄掉酸性，

如果胃和小腸在消化和同化必要的食物方面，發揮了正常的功能（當然，假設膳食合乎需求）；如果身體的排泄保持正常，足以防止有毒物質積累；如果思想和情感、環境和遺傳、業力的影響，全都是具有建設性的；那麼，似乎有理由認為，在時間中的那個特定時刻，我們說這人的身、心、靈統一，身體必定是健康的。

然而，情況可能不見得是這樣。免疫系統可能已在之前某時間遭受打擊，尚未恢復。這套免疫系統是胸腺系統，包括體內的所有淋巴組織、肝臟和脾臟、胸腺本身、扁桃腺、闌尾、培氏斑（Peyer's patch）*，以及所有淋巴結和淋巴通道。這套系統是免疫學和器官移植領域大量研究的主題，它為整個身體提供防禦，也是身體所有細胞的主要排泄管道。當它呈現健康的狀態時，淋巴總是處於鹼性平衡。

凱西看見，在吸收攝取食物的某些價值，以及將食物調製成「可以用來振奮精神、恢復生氣、為系統本身重新充電」（1055-1）的過程中，淋巴腺非常重要。他也看見用他自己的術語描述過和提及到的其他功能。今天，這些功能被描述成免疫學（immunology），專門研究身體的保護性影響，使感染得到控制，從而延長壽命。

當我們考慮到，整個身體，包括身體的幾十億細胞（以及多少顆原子啊？），是由兩個

細胞（精子和卵子）的結合形成的，就可以理解，人體內有一個不斷變化、壯麗恢弘的創造，令人無法完全了解。在某種意義上，身體是一個統一體，因為它以一個人的身分發言。但身體也有許多不同的活動，而且還分成男性或女性。

談到單位和極性（polarity），凱西曾經說過，創造的過程，在某種意義上，就是，藉由呈現極性——負面性（negativity）和正面性（positivity），將靈界的物質運動轉變到物質界。原子在靈界是統一體，但在物質界，原子帶有正電荷和負電荷。此外，凱西將原子視為具有意識，在某次物質身體解讀的中途，他給出了下述信息：

> ……我們看見，身體的每一個原子就是一整個宇宙，或者，它本質上是一個元素。它協調或者製造破壞的力道，透過排泄系統的活動，將它的活動從系統中排出……
>
> 759-9

如果這些概念正確有效，那麼我們確實是了不起的生物，而且個體的總體意識本身就是自成體系的世界。

註解

* 培氏斑是在小腸、十二指腸、空腸、腸骨壁上發現的卵形淋巴組織斑塊。

解讀的過程中，凱西曾經被問到，一個人該如何培養療癒的力量。他回答：

……透過神，祂給出一切原力、一切力量，顯化給個體看見，使神的榮耀可以在人們之間表露彰顯。至於被賦予的力量如何發展，這取決於誰的榮耀正在被彰顯。因此，一個人可以擁有許多知識、許多力量，足以自行化解。同理可見，如果自我（self）、自我的欲望、自我的目標是與神合一的，那麼透過神可能會有許多的理解到來。

255-11

因此，如果即將選擇的路線是朝對的方向，那麼身體的內在智慧可以被發掘出來，但必須符合某些必要條件。

內人葛蕾蒂絲．麥嘉里（Gladys McGarey）醫師，多年來一直在她與病患的關係中發掘這樣的內在智慧。對她而言，那份知曉天生存在於個體之內，並以夢的能耐顯現出來。「我想要諮詢一下。」患者被告知：「不是諮詢本地的哪一位醫師，而是諮詢你內在的醫生喔！」有能力從這份內在知曉中汲取，俾使需要用來診斷或治療某一疾病的指示，可以被帶到表面——經常出現在某個夢中。一位煩惱關節發痠疼痛的先生，告訴我下述這個夢：

我聽見了敲門聲，是一位慈眉善目的老人家，他向我點個頭，沒有真正受邀便進入我家，而且示意要我跟著他。他帶我下樓來到地窖，指給我看房子裡通到浴室的排水管，告訴我，那些水管全堵塞了，水很難流過去。夢就這樣結束了。

不需要天才的知曉就可以把這個夢詮釋成一個徵兆，顯示身體的排泄功能很差，如果男子想要再次擁有健康的身體，就應該修正這些毛病。

從無意識領域到表意識覺知的溝通，往往以更為複雜的象徵出現，但訊息總是存在，提供給那些正視夢境內容且設法理解的人。

因此，藉由搜尋，藉由企圖找到答案，無論答案落在自己的意識裡或是其他地方，我們開始理解到身體和身體的奇妙，以及那份智慧，懂得有耐心、堅持不懈、始終如一地追求療癒。

第三章

療癒與健康

三十多年前開始執業看診以來，我一直對我們所謂的療癒過程著迷。因為，正如我們已經發現的，人類本身就是一個活著的歷程，而回復健康同樣也必須被歸類成一個過程。

搜尋中，我發現到，其實有許許多多的方法被認為是為人體帶來療癒的「極品」。在我的對抗療法領域，藥物、外科手術或X光，被用來降低我們稱之為疾病的過程。我們其實很少關注如何增進身體的健康。然而另一方面，營養學家卻表現得彷彿只要食物和維生素的組合正確，就可以治療任何病症。催眠師有時候幾乎是奇蹟般地促使身體狀況逆轉。針灸師、正骨醫生、脊椎按摩師，全都認為他們的療癒方法是最終的答案。

參加過凱瑟琳．庫爾曼（Kathryn Kuhlman）*的醫病儀式，或是到法國露德鎮（Lourdes）朝聖，那些人可能會放掉所有其他治療法，期望這些是最終的治療。我可以繼續舉例——藥草、基督教科學、合一、順勢療法、物理治療、按手禮（laying on of hands）†、禱告療法。確實有許多方法可以改善身體的健康狀況。

身為內科醫師，我一直感興趣的是，患者在尋求專業協助的過程中，和諧的狀態通常是如何發生的。和諧與健康是一致的，而健康正是患者尋求的。

當然，不只醫生提供這種療法。有患者跟我說過：「我不知道為什麼，但是一進入這間診所，我就覺得好了些。」是接待員的微笑嗎？是護士的溫暖嗎？是相關人員啟發了患者的自信嗎？無論如此難以理解的魔法是什麼，我們都統稱為療癒（healing），這與「生命之靈」（the Spirit of Life）有關，因為那顯化在尋求幫助的人和提供幫助的人身上。

在談到療癒過程的凱西資料中，意識的主題不斷出現。對我來說，這似乎是合理的，因為我們一生在地球上的整個探險，就是一趟意識的探險。身體的療癒肯定是一趟類似的探險。凱西指出，就連原子也可以變得覺知，明白可以再生或重建身體本身的勢力。或許，正是這份覺知真正到來時，那個療癒才會發生。

某種程度上，身體的療癒始終是組織的再生，儘管在醫學領域，通常被理解成：人體內

註解

* 譯註：一九〇七至一九七六年，美國福音傳播者，以主持醫病儀式而聞名。

† 譯註：基督教的一種宗教禮儀。

唯一真正的再生發生在骨折後的癒合。骨折後的骨骼要盡可能地校正對齊；然後身體歷經患部液化的程序。最後，隨著骨骼生長到骨折發生的位置，骨痂（callus）逐漸增大，終至消失不見。當整個程序結束時，往往完全沒有疤痕，而且分辨不出骨折過的骨骼與從未受過傷的部分有何差異。

正是這個知識，加上覺察到蠑螈在被截肢後通常能夠重新長出四肢，促使紐約州立大學上州醫學中心（Upstate Medical Center）的羅伯特．貝克（Robert Becker）*博士著手查明箇中原因。那是二十年前的事了，而且貝克也在之後發表了他的研究成果，內容包含一套組織局部再生的理論。利用低安培數的電流輸入，貝克有辦法讓青蛙以及後來的大鼠重新長出四肢。他曾在大鼠身上研究受傷的心臟，也因此假設，在二十、二十一世紀之交，人體組織的再生幾乎是經常發生的。與貝克的研究類似的工作，如今在全美各地的實驗室進行著，而且頗有建樹。

如果沒有電力的外來刺激，再生會怎麼樣呢？凱西解讀中發現的療癒概念，會說那是可能的，因為在安培數極低的情況下，人體內的神經系統是有活動的。問題來了——可以控制意念以求產生最佳的再生條件嗎？那需要的將是，覺察到人體內在的神聖起源，以及凱西所謂的「神力」（God forces）存在於與再生相關的那些細胞裡。凱西表示：

因為一切療癒——心智的和物質的——都是在調和身體的每一個原子、大腦的每一個反射，使之覺察到存在於每一個細胞內的「神性」（Divine）。

3384-2

要知道，一切的療癒力道都在裡面，不在外頭！外在的施作只是要促使某股忙著協調的心智和靈性力道去創造。

1196-7

要記住，身體確實不斷地逐步更新自己。不要看著一直存在、無法從系統上根除掉的症狀。要好好秉持那份知曉——而且不要把它看作只是治療法——要明白身體能夠，身體的確可以，更新自己！

1548-3

所以，在凱西資料的脈絡中，療癒無疑是一趟意識的探險，對醫生如此，對病患也是這樣；於是整個人的療癒變成了雙方均參與過程且承擔責任的行動。或許，在人類邁向意識的新時代之際，這個理念是誕生在當今世界的概念之一。

註解

* 譯註：一九二三至二〇〇八年，美國整型外科醫師兼電子醫學研究者。

第四章

再生與長壽

再生與長壽是可能發生在個人生命中的實相。我們並不打算調查長壽的可能性以及可能需要些什麼才能達成此一目標。何況，這樣的目標意謂著，一個人一定要保持高度的健康和覺知，如果那份覺知關連到人的靈性本質，且與生命相關連，那它就會變得更有價值。

健康和長壽不但與貫穿神經系統和身體組織的電流大有關係，而且促使我們直接接觸意識的理念，面對有必要遵守在人體內運作的循環法則（law of cycles）。再生本身是身體不斷地重建，透過細胞分裂，以及身體有能力讓失去活力的各個部位復歸正常。適當地應用之前討論過的療癒概念，必定會促使一個人邁向壽命延長和覺知提升的狀態。然而，如果我們要更充分地利用凱西資料中的信息，那就還有更多需要被理解。

首先，我們必須理解並應用意識的概念。凱西對意識的說法，在某方面與大多數的定義不同。我記得一個例子，有個人問沉睡中的凱西，以他目前的症狀，是否該用蓖麻油。凱西用通靈的詼諧口吻回答：「如果你有蓖麻油意識，就用蓖麻油吧。」我時常將這個概念應用在醫療實務中，因為我的病患許多都有盤尼西林意識，他們需要那種藥。在他們心中，除非服用盤尼西林，否則他們不會按照自己設定的時程康復。所以我給予盤尼西林，因為我們需要在某個層次上建立溝通，而我的工作是辨別那個層次……只要我有能耐。

凱西談到了身體細胞中的意識，甚至是原子當中的意識。我們身體的每一個部分，乃至每一顆原子，都有它自己的工作要做。然而，如同凱西所言，我們並不希望指甲床的細胞開始製造鼻部組織，反之亦然。每一個細胞都知道應該做什麼，也把事情做好；每一個細胞對我們存在的總體意識都是有貢獻的。

凱西解讀中，發現真正有挑戰性的概念之一是，身體的這些細胞可能完全沒有覺知到自己的天命，不然就是恰恰相反，它們可能是完全「開悟的」。或許，一個人意識上的成長，涉及在這些個別的、不覺知的細胞內發生逐漸覺醒的過程。假使這個概念就整體而言是有效的，那麼體內「覺知」與「不覺知」的細胞群之間的力量平衡，是否就可以決定誰來主導個人的方向或行動呢？

個人的行為，很可能往往是由這些細胞之間舉行的「投票」所支配，而不是由我們選擇按照心智所言行動，決定走哪一條路才是最有創意的。後一種方法涉及意志和心智的能力，認為意志高於細胞的意識，心智的能力是神性的一部分，可以識別什麼是有創意的。然而根據凱西的說法，細胞主導的可能性確實存在。

意識也必須存在於無意識的層次。這似乎是一種矛盾，但實則不然，因為意識只是覺知，而我們總是以某種方式覺知，即使是在睡覺和做夢時。即使當凱西全然處在他自己特定的擴展意識狀態時，他本身鐵定還是覺察到許多事物。或許我們應該說，無意識的意識是已經擴展的意識。

要在我們身體的意識之中認識到週期（cycle）的重要性。有比較大的重生週期，可以將好與壞、建設性與破壞性的影響，帶到我們的身體裡面。我們還發現了七年週期，在這個週期當中，根據某些醫療來源的說法且當然是從凱西解讀的立場出發，人體內的每一顆原子在七年期間完全改變了。

還有月經週期，那似乎是由松果腺指導的，但在某種程度上，當然也是由月亮所支配。然後有每天的晝夜循環週期，當我們向東或向西做任何一種遠距旅行時，這個循環週期會給我們惹麻煩。這些週期強大的存在於我們體內，且在每一個人的生命中發揮作用。

凱西解讀中一再強調，依照臨床叮囑方式服藥（或維他命）的重要性。對於企圖重拾健康的人，凱西最常給出的建言之一是，可以的話，盡可能在一天的同一時間始終如一地完成規定的活動。凱西常說，如果事情開始了又中斷，身體本身會反抗。此外，靜心也要在一天的同一時間完成。

《人類和動物生理學中的生物性節律》（*Biological Rhythms in Human and Animal Physiology*）

是美國國立精神衛生研究院（National Institute of Mental Health）出版的一本優秀圖書，由蓋・蓋兒・盧斯（Gay Gaer Luce）執筆，書中提供許多實例，談到週期循環的重要性。例如：

＊在大鼠的一部分日常活動週期期間，將一定劑量的安非他命注射到大鼠體內，這殺死了六％的大鼠；然而在大鼠日常活動週期的另一個時間點注射相同劑量的安非他命，死亡率則為七七％。

＊由於氨基酸節律的變化，建議想要減肥的人早餐吃最多。

＊對於搭飛機向東或向西遠距旅行的人來說，或是基於任何原因更動日夜時間表的人，有證據顯示，需要三到五週的時間，這些人的各種身體週期的運行才能再次協調。

先不談週期，考慮一下意識吧，我們應該問：「活得長久，到底是什麼意思呢？」針對這樣的問題，凱西的回答無疑是——首先，壽命究竟是長是短，貢獻最大的是，認為自己應該可以活多久的概念。我們必須是有生產力的，做著符合個人人生目的的事，對世界有所貢獻，否則就會失去留在人世間的渴望……於是死亡。

幾年前，美國退伍軍人事務部（Veterans Administration）做了一項「標準老化研究」（Normative Aging Study），預測美國人的正常平均壽命是一二〇至一四〇歲。大約在一九七三年這份報告發表的同一時間，出現了一篇關於查理．史密斯（Charlie Smith）的新聞報導，指出這人正在佛羅里達州的巴托（Bartow）慶祝他的一百三十一歲生日。查理是當時全美國領取社會保障（Social Security）給付當中年紀最大者。他被描述成：不戴眼鏡，聽力很好，喜歡說話。

然後是希拉利．莫斯利莫夫（Shirali Mislimov），他在一百六十八歲時仍舊照顧著自己的果園，騎著馬，積極參與俄羅斯境內的鄉村政治，而他的年輕妻子只有一百零六歲。因為是世界上最年長者，希拉利出了名，然而之後僅僅大約兩年，他突然去世了。那幾乎就像是，他突然發現，世上所有人當中，他是年紀最大的，因此最有可能成為下一個離世的人……於是他走了。

似乎是，每一個人都想要長命百歲——只要在這個過程中能夠精力充沛且相當健康，而且頭腦清楚。一切於理有據的資訊全都指向這個概念：如果心智保持活躍，投入有創意的事物，它將會隨著歲月的流逝持續發揮功能。凱西解讀證實了這個理念。從俄羅斯和世界其他地方，我們發現，不少人的年紀遠遠超過了傳統的古稀之年，這毫無疑問地證明了，達成那個目標是有可能的。至於我們能否逮住達成那個目標的公式，那又是另外一個問題。

這是祕密嗎？凱西暗示，一切知識都蘊藏於內，只要我們有耐心、堅持不懈、始終如一地追求。討論長壽時，凱西解讀談到生命的源頭、天命、起源以及生命能量的多樣性顯化。

凱西把人視為宇宙中最偉大的創作，被創造成「靈性的存在」，擁有神一般的特質和潛力，在這個三度空間界域顯化成看似物質的存在，具有支配我們本性的意識，帶著凌駕一切且往往掌控我們在世壽命的人生目的和理想。這個靈性的存在維繫著生命和本體（identity），超越我們所謂的死亡，它可以返回到源起的維度，也可以基於學習和經驗及覺知的增長，一次又一次地返回到人世間。

所以，目的不是只要長命百歲，而是，無論一個人在這裡的時間多久，都要活著使靈魂目的因為今生而更加的充實滿意。凱西多次表示歷代聖賢和先知們一直秉持的真理：活著的「質」——耐心、善良、寬恕、理解——是目標，不是活著的「量」。因此，重要的是一個人如何活，而不是活多久。

凱西為一名四十出頭的男子解讀時，曾經給出下述選擇：

> 因為正常的身體內存在著每一種需要注入的藥物，可以自行補充。如果保有那樣的意識，物質生物體就永遠不需要老化——除非那是出自身體的正常渴望，想要分送給周遭諸原力，或是因為它自己想要休息。
>
> 1299-1

所以，什麼是「分送給周遭諸原力」？或許是屈服於忙著當天的正常事務而升起的緊張壓力，或是屈服於發生在每一個人生命中的異常事件。在我看來，保持那種沉著是相當重要的事，那會讓一個人可以帶著那種鎮定，安然度過今天世上的一切事件和活動。

身體的老化或離開，「因為它自己想要休息」，那是更可以理解的，我們幾乎每天看見這個情況。當伴侶通過我們所謂的死亡之門時，被留下的配偶可能會發現，休息的需求大過身體本身所能承受的，於是這人不久之後也會跟著轉進另一個世界。

追蹤青春源泉的科學家們發現，與內分泌和免疫系統合作時，他們的努力可以收到最好的效果。在老化過程的研究中，他們共同得出的結論是，身體器官並不會隨著年齡的增長而急遽惡化……無論是大腦、睪丸素的水平、健康的心臟或是肝臟，都不會。更確切地說，他們認為，邱吉爾*家族和艾德諾†家族在高齡之時還可以表現得那麼好，因為他們大致上很幸運，擁有相當平衡的內分泌系統和依舊強壯的免疫系統。然而，從凱西的視角，這兩大系統及其健康的產生，有賴於：建設性的情感，建築於個人本質的思想，以及某個具有靈性基礎且跨越亙古時間、空間和耐心的理想和人生目標。

在理解身體的七個內分泌或靈性腺體中心的過程中，胸腺被稱作「心輪」或「愛的中心」。近年來，許多研究已經確認了，胸腺是指揮身體的免疫力進行一切活動的主要腺體。胸腺素是由胸腺產生的激素，已被德州大學的醫學研究人員直接關連到老化的過程。顯然，胸腺素與免疫力有直接的關連，將這種激素注射到小鼠體內，可以增加小鼠對疾病的免疫力和抵抗力。已經知道了一段時日的訊息是：來自胸腺的細胞，可以遷移到身體的其他部位並成為淋巴活動的中心……其中最值得注意的包括培氏斑。

這裡與凱西資料之間的有趣關連在於，凱西非常重視培氏斑——小腸內層裡的一系列聚集淋巴結。根據凱西的說法，當身體虛弱時，培氏斑的數量往往會減少。他提示，經常使用蓖麻油包往往可以重振這些腺體，使之成為整個身體回春的一大因子。你可以從凱西解讀中進一步得出，不緊張或是有能力適度處理緊張，得到個人生命證實的堅定信心，或是經常禱告和靜心的人生，都可能與存在一個人體內的培氏斑數量有直接關連，這點又可以強力影響一個人到底能夠活多久。

重建培氏斑本質上是一個再生過程，神經系統的重建也是如此，而且兩者都可以帶來長壽和健康。一九七二年七月二十一日，《醫學世界新聞》（*Medical World News*）當中有一篇探討大腦再生的文章，引出了下述這一段：

> 醫學傳統一直認為，成熟的大腦是靜止的，改變唯有透過疾病、損傷或衰老。那個畫面正在迅速轉變。新證據呈現的是一個動態的主器官——能夠長出新的通道、修復損傷甚至可以接受神經移植。

註解

* 譯註：指領導英國度過第二次世界大戰後期的英國首相 Winston Churchill。

† 譯註：指第二次世界大戰後西德第一任總理 Konrad Adenauer。

凱西在他的解讀中指出，神經系統的疾病是可以被修正的，硬化症之類的疾病也是可以被清除乾淨的，因此暗示，神經組織、髓鞘等等，可以確實再生，使身體回復到全然的新穎和完美的物質身體狀態。從來沒有人說這事很簡單或很容易達成，但可能性是存在的。換言之，大腦可以重新布線。

然而，在任何身體內產生長壽狀態的過程中，再生或回春活動並不局限於胸腺系統或神經系統。身體的所有部位都具備此一能耐，而且，或許那番能耐還多過我們願意對自己承認的。我們發現，自己被所處環境的思考方式——八成還被許多的前世——給程式化了，在被程式化的過程中，我們已然深信，五十、六十或七十年大約就是一個人應該存在於物質身體中的時間。

凱西，以及大部分的敏感人士和超心理學家，多年來可能一直被認為是「離經叛道」，但時代正在變遷。目前科學調查逐漸給出了證據，證明早在我們釐清真理且靠著科學家們費心、費力和重要的方法論加以證明之前許久，人類的心智的確可以先行取得真理。

第五章

整體健康與自我保健

健康照護領域的一個新方向，也就是某些人所謂的「自我保健運動」（self-care movement），目前追隨者愈來愈多。耶魯大學公共衛生學院（School of Public Health）教授洛威爾．雷文（Lowell Levin）博士曾經提倡，讓由門外漢擔綱的健康促進活動成為未來的主要運動。雷文博士討論了普通人可以用什麼方式執行與其健康和福祉相關的任務，從而指出，家庭主婦目前可以使用溫度計、血壓壓脈帶、牙刷（以及阿司匹靈藥瓶、紅藥水、普通肥皂和清水、具療效的觸碰）。基於患者本身的健康，責任被交回或派回給患者，如此可以「更簡約、更精確、更有效地」發揮醫生們的職責（《亞歷桑那健康雜誌》*Arizona Health*，一九七七年七月號）。

記得西海岸的婦科醫師亞特．優林（Art Ulene）博士，好幾年前跟我們一群人說過，我們應該「將身體還給身體的當然擁有者」。這是凱西解讀中藉由暗示提出的那一類聲明，也是所謂「整體療癒」（holistic healing）或「整體健康」（holistic health）運動的格言。令人振奮的是，醫學界的教授們和高居領導地位的人士，正逐漸體認到並開始教導許多醫療從業者多年來早已體認到的內容：患者需要成為療癒過程的一部分。不管怎樣，唯有患者被授予這類角色的責任和權威，且接受為發生的一切負起全責，患者才可能成為療癒過程的一部分。

二十世紀上半，凱西給出一萬四千多篇解讀時，他是領先他的時代的。他始終如一地把人視為一個完整的存在，包含身、心、靈。他那些用藥丸、蓖麻油包、按手禮、禱告或是用外科醫生的手術刀來療癒身體的提示，幾乎總是穿插著指引個人體認到自身靈性起源和靈性天命的言論。他的言外之意是，個人人生中的每一個事件，無論是人類關係中的一次經驗，或是人體的某個疾病，其實都是意識方面的探險，而且，如果願意被其所帶領，就會促使一個人進入到更加整全的存在狀態。

健康是一個動態的過程，不是一個要被達到的結構或狀態。它必須被追求，而且必須被維護，因為它涉及人體所有器官和系統的協調運作。它需要適度的同化，它強烈要求適當的排泄，而循環系統對於達成健康的目標至關重要。我們不透過注射抗生素或是手術成就健康，只是移除掉一直威脅著人體生命的羞辱，允許身體內的恆定狀態再次實現——即使那樣的身體運作水平可能遠低於我們所定義的健康。傳統上，健康被定義成完美平衡的狀態；而療癒則是再次帶出那種平衡。

自我保健方面，有一種整體的方法，是由終其一生大部分時間均率先在靈性上有所探求的醫生們制定的。一九七八年，臨床心理學家兼艾德格·凱西資料權威，赫伯特·珀伊爾（Herbert Puryear），藉由定義如下的「整體生活型態」（holistic lifestyle），點出了一場座談會的主旨：

一、某種平衡，介於生命的內在和外在之間。

二、某種平衡，介於人的存在的身體、心智、靈性之間。

三、要觀察生命的週期循環。欣喜於時機的安排——事情總是在適當的時機出現。要實現我們自己身體的循環、能量的循環、生命本身的循環的宗旨。

四、中庸之道。耶穌和佛陀都不是極端主義者。欣喜於中庸之道顯示，我們接受事物如實存在的本質、中點的價值，以及我們願意放棄用行動表達極端的傾向。

五、一定要有一個理想，一個中心，一個我們可以回歸的地方。我們必須知道，我們相信什麼，我們相信「誰」，以及是否居於自己生命的中心。

為了進一步釐清自我保健運動的發展以及所謂的整體照護，應該要提到的是一九七八年在醫療專業領域之內展開的一項運動，那促使自我照護在未來大有可為。我指的是在九個月內有四百多名內科醫生和正骨醫師成為會員的「美國整體醫學會」（American Holistic Medical Association），這個組織的倫理準則直接說出了我們討論的重點：

首要準則：醫生為人類服務，應該大致上要秉持著充分尊重人類的尊嚴，尤其是整個個人的尊嚴。醫生應該要考慮到患者的總體需求，指示治療朝身、心、靈的全人目標邁進。治療一定要始終符合患者的最佳利益。

另一個準則：醫生應該體認到，在做出屬於患者的治療決策時，患者共同享有不可剝奪的權利。醫生應該引導和教育患者邁向這個目標，主動鼓勵患者分擔照護自己的責任。

我反思著時代的這些徵兆以及當今世界的局勢，進而領悟到，我們處在一個重大的概念轉變期，處在一個忙著尋求演進的世界裡，意圖邁向人類長久以來一向珍視的真正目標……而且我感應到，那份良善即將出現在人類的心靈中。

第六章

記錄自己的療程

艾德格．凱西總是說：「試試這些東西，自己研究，然後寫下來。」首先是研究，之後是開悟，凱西自己的組織名稱就是這樣來的——研究暨開悟學會。

一位來自西棕櫚灘（West Palm Beach）的ARE會員與我分享了一則貼切的實例。我們這位研究員的興趣一直受到一段凱西解讀的薰陶，那段話出現在一本談論寶石的小冊子中：

> 不要把這當作是迷信的東西或是帶來好運的幸運符，但是如果這個存在體將一種碳鋼（carbon steel）金屬穿戴在其人身上，或是放在口袋裡——最好是鼠蹊部區的口袋裡——它可以預防，可以電離（ionize）＊身體——藉由碳鋼金屬的振動——以此抵禦寒冷、充血以及喉嚨和鼻腔通道黏膜的紊亂趨勢。
>
> 1842-1

消化了這則資訊後——至少消化了一部分，我們的研究員決定針對這點做些什麼。他將一塊鋼黏在鑰匙上，讓鋼附在口袋裡的鑰匙鏈上帶著走。他發現這塊鋼一次又一次地發生效用。他說，有時候，他覺得快感冒了——喉嚨或鼻子發癢——但狀況只持續幾個小時就消失不見。他不再害怕靠近傷風或流感病患。

個人層面的研究，絕不會對大學層面的科學家或研究人員所做的工作造成大影響，但自有其價值。其中一個這樣的價值是讓個人體認到，在他自己的經驗範疇內發生了某件真實的事，而且一旦這個資料被分享，就產生了有意義且往往有助於他人的資料。

一位中西部的通信會員與我分享了一則有趣的實例。這人發現，他一再受到急性扁桃腺炎的折磨。他開始在喉嚨周圍使用蓖麻油包，而且發現一次一小時的治療產生了絕佳的效果。他這樣做了五次，五年半過去了，扁桃腺感染沒有再復發過。

他是個有進取心的靈魂，又是ARE會員，於是找來了他的姪女和一位朋友（兩人都患有喉炎），建議採用這種治療法。結果呢？好得不得了！最後，子宮感染的妻子變成了進一步研究的對象。他三次將蓖麻油包置於妻子的下腹部，敷上一至一個半小時。結果呢？同樣好得不得了。或許他的熱忱為結果添加了些許色彩，或許他對結果的渴望有助於那股不是可以隨時找到的療癒能量。不管整個故事究竟是怎麼一回事，無論是蓖麻油植物和蓖麻油的功效，還是純粹企求療癒的渴望，或是我們的通信會員產生的振動性療癒品質，那些結果，看在參與其中的個人眼裡，都是人體的治癒；這不就是真正的重點嗎？

多年來，我們得出的結論是，本質上所謂多層次的療癒方法，對我們的患者具有最大的價值。患者呈現的種種問題，促使醫生們利用幾種治療途徑，盡可能地指揮大部分情況下不是正常執行的身體功能，邁向升級。改善同化的膳食；一系列按摩，調動淋巴管，使其活動得更好；加上其他措施，往往幫助患者達到更優的健康狀態。

然而，從這個觀點看，回復健康之道並不僅限於醫生。我們的一位門診醫師收到一位通訊會員的來信，這位會員為她自己做了同樣的事：

我現在擺脫了過去五年來頸部和背部一直存在的疼痛！幾週前，疼痛突然消失，而且沒有再復發。我不再需要服用任何的肌肉鬆弛劑或止痛藥。不必我多說，你就可以知道這對我來說是多大的奇蹟……我將身體的復元歸功於三個因素：

一、我一直將蓖麻油包敷在下腹部和背部，每天敷，持續近六個月。

二、自從被引介認識艾德格·凱西哲學以來，我對自身疾病和總體人生的態度澈底地改善了。

三、許多人，譬如你，一直在為我祈禱。

註解

＊ 譯註：電離，或稱電離作用、離子化，是指在能量作用下，原子、分子在水溶液中或熔融狀態下產生自由離子的過程。

身體上的協助，心態的改變（「心智是建造者！」），以及靈性上的幫助：像那樣的治療是很難抗拒的。

近二十年來結合在凱西解讀中找到的療癒和再生概念，我的經驗和我的頭腦告訴我，每一個人都應該至少有機會在自己的身體裡或助人的過程中，實現療癒。當然，這可以藉由禱告完成，那通常並不引人注目，儘管確有成效。利用同樣的概念，明白一切療癒均來自身體之內，如此機會的到來可能透過敷用蓖麻油包或醋和鹽，或是某種往往不僅成效卓著且滿足了渴求療癒的治療法。一名堪薩斯市女子的經驗就是貼切的實例：

首先，請相信我，談到孩子的健康，我絕不可能冒險碰運氣，所以不要認為我是衝動地採取行動，或是利用了任何不尋常的機會。事情開始於某個星期天早晨，我的五歲孩子抱怨他的腳很痛，腳踝上有幾道赤色條紋。我量了他的體溫，體溫正常，可是前一天他踩到釘子的地方現在紅得厲害，而且有二或三道條紋浮起像鞭痕，幾乎上達膝蓋。我之前從沒見過毒血紋（blood-poisoning streak），但我確信這是血液中毒，可是我丈夫卻不那麼認為。

因為是週日早上，光是想到跑一趟醫院急診室就令人不快。我想到可以試試看凱西蓖麻油包和加熱法，於是打算熱敷不超過四小時。如果兒子發燒，或是屆時有哪方面轉壞，我就打電話給醫生。我之前用過蓖麻油包治療瘀青和腫脹，但從來沒有治療過真正嚴重的病痛。我把蓖麻油包敷在患部，用彈性繃帶包住，然後將加熱墊繞著蓖麻油包固定好，要兒子坐下，腳抬高。四小時結束時，赤色條紋明顯褪色中，腫脹不見了，疼痛也幾乎消失，而且體溫沒有升高。當天剩餘時間，我讓蓖麻油包和加熱墊繼續留在患部，然後當天晚上取下加熱墊，讓蓖麻油包留在原處。

第二天早上，腳看起來完全正常，兒子腳踩地板，沒有疼痛感。我仔細觀察兒子好幾天，那些症狀都沒有再復發，一切好極了。不用打針、吃藥，不用付醫師診療費，不用付住院費，而且很快就完全治癒。那次以後，我一直用這個方法治療同類型的感染，結果一樣好。

不過，好笑的是，在治療孩子的過程中，相信這方法有幫助的孩子就得到幫助。不相信居家療法和信心療法的女兒就得不到幫助。

第七章

治癒你自己！

我們已經用各種方式描述了健康和療癒。凱西資料似乎是在表明，為治癒身體而提出的任何療法，都必須使身體的振動與我們生存的物質層面的振動，達成和諧或均衡。

身體的療癒往往就像眾所周知的「及時的一針」，可以省下九針*；不然就是，好像用手指堵住堤壩的破洞†。前者像是再次製造出一整塊防護布；後者則是打造一道堅實的牆，擋住威脅著要泛濫的洪水。我愈來愈覺得，療癒過程其實往往是一個單一舉措，目的在恢復當事人的平衡。

即使對醫生來說，療癒也常是奧祕。維吉尼亞海灘市有差不多九千篇解讀，以各種方式談到療癒的哲理，而且提到使身體恢復正常的相關方式、方法和原因。在講述療癒過程以及該如何將療癒過程付諸行動的過程中，凱西對靈性品質的講述似乎多過任何其他因素。此外，他最常談到「堅持不懈」，頻率多過任何其他的靈性品質。有人說過，才華、天資、教育，都不保證一個人一定成功；但堅持不懈結合決心（那是耐心與始終如一相結合），就是無法被否定。這適用於人生的各個層面，當然也適用於身體的療癒。

「生理康復」（physiological rehabilitation）是我們為自己的治療類別訂出的術語，旨在為患者再生組織和帶來療癒。當然，以任何方式療癒都還是在療癒，而結果是健康、正常的人體。或許說「更健康」的身體是比較精確的。這樣的康復方式不只是復元肌肉的結構與和諧；更確切地說，那是細胞結構的再生，以及神經、腺體、器官組織的功能再生。輔以這些，整個物質生物體才能在比較正常的層次運作。

療癒過程中，耐心是必需品，尤其當身體的長期問題處於各個崩解階段，或是當一個人長期飽受某個問題折磨時。當患者年輕，不曾多年體驗到人生的無常變化，我認為，要對方接受一份長期治療方案是比較困難的，於是不可避免的問題升起：「我需要持續這個治療方案多久呢？」沉睡中的凱西在面對白斑病問題時解決了這個提問：

問題11：你可不可以明確指出，要花多久時間，斑點才會完全消失？

注解

* 譯註：a stitch in time saves nine，意指：及時行事，則事半功倍。

† 譯註：finger in the dike，指以緊急手段避開災難。

回答11：現在起到明天是多久的時間？昨天以前或是從昨天到現在又是多久的時間呢？這些是心智概念的問題。如果是心中的渴望，那就好好朝著那個方向努力。但那是對前景或實際情況的渴望嗎？那是出自靈性的本質嗎？還是純粹出自物質的本性？要研究你正在詢問的這個問題，而且要知道，源頭們並不考慮時間。

1490-4

凱西解讀從頭到尾一直反覆出現的主題是：一切療癒均來自一個源頭，無論是藉由祈禱、藥丸、手術刀或是電療……無論類型是高頻振動或低頻振動。許多研讀凱西資料的人錯誤地認為，醫藥、手術、X光在這個無意識通靈源頭提示的療法當中，是無足輕重的。事實是，這些能夠且確實為身體帶來療效的治療方法，都被編了號，出現在凱西解讀中。然而，就跟任何治療法一樣，這些需要用對地方，且牢記適當的目標——身體的療癒，或是為身體帶來正常的活力和生命力。一個貼切的實例是：凱西提出為自己的物質身體動手術，而當時主治醫師認為沒有必要做闌尾切除術。結果證明，的確有必要；而且，在此過程中，發現凱西的闌尾其實已經破裂了！

任何性質的療癒，均以不同的方式出現在不同的個體中。有許多方法可以使身體回歸正常運作。我相信，優先記住這個概念始終是最重要的。因為，誠如我們已然指出的，正常功能的恢復是身體的真正療癒，而且真正的療癒是直接與意識相連結：

因為一切療癒都來自一個源頭。無論是靠食物、運動、醫藥乃至動刀——都是為了使身體裡面的那些力道有意識，那有助於自行複製（也等於是）各種創造力或神力的覺知。

2962-1

凱西資料中的提示是一名和「宇宙諸原力」（Universal Forces）接觸的男子給出的。這些建言的形成，是要促使對自己身體所知甚少的人們可以開始將這個信息用在自己身上。這不僅省錢，還幫助國家解決了當前面臨的重大「醫療保健服務」問題。人們愈是可以有效地學會保持健康，同時治療自身輕微（以及有時候不是那麼輕微）的疾病，需要的醫生和醫療保健設施就愈少。

身體的療癒似乎是全體人類的需求。在《聖經》中，耶穌將療癒與原罪的赦免關連在一起，但今天，我們對原罪的態度卻小心謹慎。我們躊躇遲疑，不願對赦罪做出承諾，而且對定義赦罪，更是猶豫不決。凱西在討論原罪與疾病之間的關係時，沒有絲毫的愧疚悔恨。根據他的說法：「疾病是原罪躺在自家門口。」他趕緊補充說，在他的定義裡，原罪基本上是指向自己的生命活動，不是指向為他人服務。

為他人服務是凱西解讀中的重要主題，也是一個人找到與神合一的方法。從那些相同的解讀中，不言而喻的是，一個人在某一世偏離正道的能耐，可以一直等到下輩子，或是下下輩子，或是再下一輩子，才顯化成為業力（種下什麼，就收成什麼）。我們看見某人生病或受苦，沒有明顯的理由，往往迷惑不解，直到我們正確地注視著整個布局——直到我們看見這人活躍了好幾輩子，不是只有一輩子，才豁然明白。

在醫治一名男子時，耶穌說：「去吧，別再犯罪了。」不僅如此，我們還可以對自己說：「醫生啊，治癒你自己吧！」凱西的詞彙毫不費力地從物質身體移動到形上玄學，而且似乎總是用不同的名稱說著相同的事。他看見了身體的「一」，眾生的「一」，以及神與人的「一」。

第二部

採取行動

第八章

相信身體能自癒

歷經三十五年的醫療訓練和經驗，看似自發康復的人數一直令我印象深刻。然而，假使我們將這些置於本書之前討論過的資訊背景中，這些自然康復並不是真的神祕莫測。身體其實具有排斥疾病和恢復更新的功能。生命因子（life factor）總是準備好要被好好利用；我們只要體認到它的存在並以某種形式召喚它。

或許那些我們稱之為「自發性」（spontaneous）的痊癒，其實是備受折磨的患者或是接近他的某人，將一個逆轉內在事物的簡單程序，應用到心智、靈性或身體上，從而帶出的結果，身體的健康於是開始起死回生。今天，心智在痊癒過程中扮演的角色是不可否認的。對每一個慢性病患而言，體認到有心智參與自己與健康的關係，真正的痊癒過程才得以向前邁進，這無疑是相當重要的。

生病的人往往反抗著致病因子，沒有體認到，自身問題的根源不在其他地方，就在自家門前。他們的反抗，他們的戰爭，其實就在自己的身體內。他們必須放掉那份反抗，回歸平安之旅才會開始——然後展開療癒的過程。當一個人覺知到，他應該如實地接受自己，開始從一個新的意識層次下工夫時，那始終是一則引人入勝的故事。多數時候，我們看不見自己意識中的心智障礙，於是不斷拒絕痊癒的過程，也因此好不了。或許，我們記取教訓，然後穿越疾病，而且只要我們對自己的構造有些許的理解，就可以體認到其中的障礙。

當我們探究疾病深遠龐大的影響時，來自凱西解讀的一句話可以在這方面幫助我們：

然後有心智體，往往認可來自個體神經系統的反射或脈衝活動。

2402-1

凱西剛剛討論了物質身體（physical body），然後談到靈魂體（soul body）。但心智體（mental body）卻披上了一層神祕的外衣。凱西似乎是在說，往往多虧了等同於建造者的「心智」，我們才能思考，才能以有創意的方式行動，然而在現實中，心智只是反射性地依據，同一個人在他的神經系統中創造出來的習慣、能量和電力模式反應。

那有點像病人坐在檢查檯上，而我用反射錘敲膝蓋，引出膝蓋骨的反射。那條腿突然向上踢，而患者常會笑著說：「看哪——那條腿自動踢起來了。」

心智透過神經系統運作，而我們必然產生許多習慣性反應。沒有這些習慣，很難正常生活。但是，不僅有物質身體的反應，還有由環境創造出來的心智模式，例如，我們的宗教信仰、我們的政治傾向、我們的花錢、存錢或給錢的方式。這些以及其他的神經系統模式，成為「我就是這樣！」的一部分，或者，至少我們那麼認為。因此，當一個人面對需要心智活動的情境時，很可能透過累世累劫和今生的經驗，將自己的思維過程調頻至這人已經創造過的模式，然後據此反應，而不是採取行動。所以，如果我們看待自己心智的決定就好像患者看待自己的腿，那勢必有所幫助，於是我們說：「看哪，那個心智自動踢起來了！」

的確，心智認定的活動，往往只是來自腦脊髓或自主神經系統的反射或脈衝。然而，「有創意的心智」（creative mind）必須穿越這些電子神經學模式的障礙，達到真正意念上的自由，才能夠解決這個世界的大部分問題。當然，這必須由尋求個人自發緩解的人們來達成。清晰、有創意的心智必須是主動的，然後身體必須採取與思想一致的行動。有鑑於此，且讓我們檢查一下「觀想」（visualization）和「提示」（suggestion）的過程，這些是使身體能夠採取行動的心智過程。

觀想與提示

「觀想」其實是用它自己的語言與無意識心智對話。無意識心智居住在自主神經系統及其控制中心之中，透過畫面和符號為我們帶來訊息。夢是這方面的證據。人們已逐漸理解，無意識不會接受來自更高心智的命令，除非這些命令以無意識的符號式語言出現，且除非訊息是在沒有被任意竄改的情況下通過。如果我們對胃說：「停止製造那麼多有害的酸啦！」胃並不會聽從，儘管我們的更高心智其實有權利對胃要求——乃至強求——這樣的行動。

然而，如果我們要讓身體澈底放鬆——或許播放巴伯（**Samuel Barber**，一九一〇至一九八一年，美國作曲家）的《弦樂慢板》（***Adagio for Strings***）之類的音樂當背景——然後用心觀想鄉間有一座山谷，在此，洶湧澎湃的水將土地切割成一道道犁溝，植被難以生長，我們將要展開與自主神經系統對話的過程。我們要告訴無意識，我們的胃就像那座山谷。無意識會理解，而且毫無疑問地會同意。然後我們需要觀想太陽出來，暴風雲消散，平靜返回山谷；草兒開始生長，植被開始療癒地面的犁溝。

透過這樣的符號式交流，我們架橋銜接表意識與無意識之間的鴻溝。由於音樂和放鬆的協助，我們隨時準備好看見自己的胃發生有所裨益的事。

採用這個療癒方法的凱西是領先他的時代的。解讀他對這點的說法，有助於表達對這個過程的理解，也促使這個理念更有深度。舉個例子：

問題3：對這個身體有什麼靈性上的建言嗎？

回答3：身體的各個面向及其反應是靈性的。如果在為這些施作的過程中，身體可以支援自我，看見自我——在身體進入安靜的時段——得到療癒，那麼身體就會被治癒。要在想像中看見自我得到那些施作的幫助。要明白每一項施作的用途，在自我之內看見施作發揮功效。要讓心智保持那個態度，透過自我——不間斷的流動——促成力道持續顯化，明白嗎？

326-1

那些振動可以因個體們協同一致的活動而產生，那可以在自我之內提升它們自己的想像力（如果選擇稱之為「想像」的話），從而看見那些活動發生在（5576號）身體的活動力範圍內，我們發現，這麼做同樣有幫助。尋找，就尋見；叩門，就給你們開門！看見事情被達成了，然後那一定會大有幫助。

5576-1

因此，在我們學習如何為自己的身體帶來療癒之際，應該以許多方式有創意地運用心智。心智確實是建造者，建造了我們的一切憂傷，當然，也建造了我們的健康和我們的回春，以及我們願意勉強認可的不論幾歲壽命。

幾年前，一位朋友告訴我，她如何在廚房裡滑倒，且在伸手阻止自己跌跤的過程中，右手背貼到爐子上的火紅爐口。結果嘶嘶作響。友人相信心靈的療癒力，但不管怎樣，她還是把右手放進冷水裡。她拒絕盯著傷口看，儘管她丈夫並不喜歡她那幾根指頭受傷的模樣。當時正值就寢時間，於是她將右手放進置於床邊的冰水裡。她說，過了一會兒，她意識到，對療癒力的信心與冰水並不一致，所以她選擇了前者，將冰敷一事就此擱著。她沒紮繃帶，睡得很好。隔天早晨，燙傷處只有一道非常細微的疤痕。

然後是一則正骨精神科醫師弗瑞德．馬丁（Fred Martin）講給我聽的故事，說到一名患者的受傷膝蓋及其解決辦法。他採用的治療法與觀想過程極其相似：

在第三次接受門診心理治療之後，她在冰上滑倒，摔了一跤，扭傷了右膝……那次受傷之後一週，她一瘸一拐地走進我的診間，當時家庭醫師拍下的X光片顯示狀況對她不利（當時我一週為她看診兩次）。她的右膝蓋明顯腫脹，膝蓋內側可以見到中等大小的血腫。她靠右腳腳趾走路，右膝彎曲大約十五至二十度，坐下時，右膝也以同樣的方式彎曲。看診的那一小時期間，對她的右膝，我什麼也沒說，一直到最後才告訴她，我有幾則提示可以幫助她的膝蓋。她願意嘗試，當時她在心智上處於我所謂的「放鬆心境」，有些類似輕度催眠的狀態。在這樣的心境中，很容易接受與小我（ego）共振協調的提示，但小我的關鍵機能仍舊充分發揮作用。我運用了我從凱西解讀發展出來的一些理念，示意有一股和宇宙創造原力和諧同調的療癒能量場，開始出現在她右側的臀部、大腿下達膝蓋，而且那個能量場有點暫時穩住所有的組織，使腫脹得以迅速流出，新的體液和血液可以流通，於是發炎的神經安靜下來，提供療癒需要的引導型脈衝。我進一步示意，這個過程將會重建受損組織內部以及整個身體的正常力道平衡，而且這個過程可以極快的速度發生。這個能量場將會一直存在，直到療癒完成為止。

接下來的門診（四天後）……那個膝蓋「很好」。沒有腫脹，沒有疼痛，那個變色血腫完全消失了——一夕之間清除了……那次以後，她再也沒有抱怨過那個膝蓋。

弗瑞德告訴我，不但她沒有一瘸一拐，右膝沒什麼大問題，而且是在那些提示被給出之後的第二天早上，她的症狀就消失了。

規劃療癒過程

我們不但必須運用有創意的心智來療癒自己，而且在規劃療癒的過程中，必須扮演主導的角色。除了來自心智以及靈性的源頭，其實有許多方法可以被應用到任何情境。這些是實用、踏實的方法，可以治癒物質身體，而本書的主要部分則致力於探討那些方法，尤其是探討，在特定疾病或生理過程故障的情況下，該如何將那些方法應用到身體上。

斷定一個人是否生病，最明顯的方法就是，識別一個人體內的不適，或是在某位醫師的診所內擁有完整的身體檢查和病史。然而，這個方法經常反映不出我們經驗到的人生壓力，也量測不出那些壓力對身體造成的損傷。

人生的變遷總是產生壓力，變遷到底是好是壞，我們究竟喜歡變遷還是討厭看到變遷發生，其實都無關緊要。華盛頓（州立）醫學院的荷姆斯博士設計了一張圖表，量測不同事件在生活經驗中的價值，藉此好好評估一個人，看看人生的壓力對這人的健康水平造成多大的影響。我們習慣將這張圖表用在所有的全面體檢上，以此偵測傾向，因為傾向或許比已經顯現的疾病更為重要。傾向可以被修正——就好像轉錯了彎，這時要及早發現已經走錯了方向。我們總是能夠折回，再次走上正確的路。

健康是持續變化的過程，而且應該會注意到，膳食、睡眠、鍛鍊、行動、思考、相信等——正向、有建設性的習慣，會使身體變得更好，反之亦然。有壓力的生活，是一種可以為人體製造麻煩的膳食、睡眠、鍛鍊、行動、思考、相信的方式。量測這些或「好」或「壞」的壓力，等於是評估有多少這類破壞性活動正在進行；同時給出協助，知道何時該要改變，使我們不至於沿著死胡同繼續走下去。除了內在壓力之外，也有來自外在的壓力。

西雅圖的華盛頓大學，湯瑪斯·荷姆斯（Thomas H. Holmes）醫學博士開發了「社會再適應評定量表」（Social Readjustment Rating Scale）。你將在本章末尾找到這份量表。過去的十至十五年以來，我們一直在診所內使用這份量表，稱之為「荷姆斯人生變化圖表」（Holmes Life Changes Chart）。荷姆斯博士提出，當你依據圖表評定過去一年來的自己時，可以預測在不久的將來，你的健康或疾病傾向。如果有一五〇至二九九個人生變化單位，在不久的將來，你的生病機率大約是五〇%；如果人生變化單位少於一五〇個，那麼在不久的將來，你的生病機率大約只有三〇%。

荷姆斯博士提供下述建議，期望採用「社會再適應評定量表」維護健康和預防疾病：

1.熟悉人生事件以及這些事件要求的變動量。
2.將這份量表擺在你和家人可以一天看見好幾次的地方。
3.由於練習，你可以認出人生事件何時發生。
4.要為自己思考人生事件的意義，同時設法辨識你經驗到的某些感受。
5.思索不同的方式，讓你可以最有效地適應人生事件。
6.慢慢做出最後的決定。
7.可能的話，要預測人生變化且提前做好規劃。
8.放慢步調。即使趕時間，也可以完成。
9.將任務的完成視為日常生活的一部分，避免將這類成就視為「停止點」或某個「放下的時間」。

在診所，我們利用這份資訊告訴患者，有某種傾向存在，而且可以對此做些什麼，只要在自己的生活中創造更多建設性的活動：飲食的改善、更多的睡眠以及更常做些合理的鍛鍊。用點智慧——體認到心智是建造者——你就可以成為自己的健康顧問。由於重新評估或重新架構你的活動，你可以採取必要的步驟，維護或改善你的健康等級。誠如凱西所言：「從你所在的地方開始……利用手中現有的……然後動手！開始吧！」你行的。

社會再適應評定量表*

	人生事件	均值
1.	喪偶	100
2.	離婚	73
3.	夫妻分居	65
4.	牢獄之災或被拘留在其他機構	63
5.	某親密家庭成員過世	63
6.	重大的個人傷害或疾病	53
7.	結婚	50
8.	被解雇	47
9.	夫妻重歸於好	45
10.	退休	45

11.	某家庭成員的健康或行為起了重大的變化	44
12.	懷孕	40
13.	性障礙	39
14.	增添家庭成員（例如，出生、收養、老人遷入等等）	39
15.	重大的營業調整（例如，合併、改組、破產等等）	39
16.	財務狀態起了重大的變化（例如，比平時差許多或好許多）	38
17.	某親密朋友過世	37
18.	轉換事業跑道	36
19.	與配偶之間爭執次數起了重大變化（例如關於育兒、個人習慣等等，爭執比平時大幅增加或大幅減少）	35
20.	巨額抵押或貸款（例如，買房、事業投資等等）	31
21.	借貸抵押被沒收	30
22.	職務上起了重大的變化（例如，晉升、降級、平級調職）	29
23.	兒女離家（例如，結婚、上大學等等）	29
24.	姻親關係有問題	29
25.	個人成就傑出	28
26.	太太外出工作或離職	26
27.	開始或停止正規學校教育	26
28.	居住環境起了重大的變化（例如，蓋新房、改建、居家或社區條件惡化）	25

29.	修正個人的習慣（服裝、禮儀、交往對象等等）	24
30.	與上司相處有問題	23
31.	工作時數或情況起了重大的變化	20
32.	遷居	20
33.	轉學	20
34.	平時的娛樂類型和娛樂分量起了重大的變化	19
35.	教會活動起了重大的變化（例如，活動比平時多許多或少許多）	19
36.	社交活動起了重大的變化（例如，社團、舞會、電影、參訪等等）	18
37.	小額抵押或貸款（例如，買車、電視、冰箱等等）	17
38.	睡眠習慣起了重大的變化（睡眠多許多或少許多，或是變更睡眠時段）	16
39.	家族聚會次數起了重大的變化（例如，比平時多許多或少許多）	15
40.	飲食習慣起了重大的變化（食物攝取多許多或少許多，或是用餐時間或環境截然不同）	15
41.	度假	13
42.	耶誕節	12
43.	輕度違規（例如，交通罰單、橫越馬路、擾亂安寧等等）	11

* 荷姆斯與拉赫（R. H. Rahe），「社會再適應評定量表」，《身心研究期刊》（*Journal of Psychosomatic Research*）第十一卷（1967）：213-18頁

第九章

神奇的蓖麻油包

一九六七年，我寫了一本書，談論在醫學臨床實務中使用蓖麻油包，書中涵蓋了八十一宗個案研究。在我行醫期間用過的一切療法當中，在效用、癒合的品質、治療的應用範圍方面，從來沒有發現勝過蓖麻油的東西。我扎扎實實地使用並推薦過蓖麻油數千次，包括蓖麻油包、局部塗敷、滴劑、大劑量口服，而且只在其中發現二或三件患者對蓖麻油過敏或敏感的病例。用蓖麻油處理的問題從闌尾炎到硬皮病，還包括疼痛綜合症、椎間盤突出、過動、腫瘤、耳鳴、噁心等等。

帕爾瑪克里斯蒂（Palma Christi）——基督的手掌（the Palm of Christ）——是中世紀時期人們對常見的蓖麻油植株的稱呼*。沒有人知道究竟為

註解

* 威廉・麥嘉里（William A. McGarey）醫學博士，《艾德格・凱西與基督的手掌》（*Edgar Cayce and the Palma Christi*, Virginia Beach: A.R.E Press, 1967.）。

什麼這樣命名。但細想象徵符號的重要性以及象徵學在世間人類生命中所占有的地位，那可就很有意思了。我們家的八歲兒子大衛醒來時告訴我們，他夢見耶穌一手放在他背上，他的背就好了，這難道只是巧合嗎？上床睡覺前，大衛在鋪了地毯的尖銳臺階邊緣跌了一跤，摔得很嚴重，我們擔心脊椎骨可能破裂。他疼得厲害，疼到無計可施，只能要他保持安靜。我們在受傷部位放了一塊蓖麻油包，當晚，他就睡在我們旁邊的地板上，睡得很不安穩，直到四點鐘左右，他突然安靜下來，而且睡得很熟。

大衛醒來後告訴我們那個夢，於是我們檢查了他的背部。結果無論從哪方面看，都完全正常，沒有疼痛，沒有瘀痛，沒有受傷的跡象。什麼原因造就了這樣的癒合呢？是想像力嗎？只是蓖麻油包的舒緩效果嗎？是振動效應嗎？是某種靈性療癒嗎？當然，我當時二十多年的行醫經驗告訴我，那天早上，最起碼某些肌肉和骨頭應該會非常疼痛，但事實不然。大衛那天跟我們一起旅行了八百公里，且由已故的梅約．霍頓（**Mayo Hotten**）醫師替他檢查。梅約找不到任何受傷的證據。

還有一次，另一名兒子踩到了有三個掛鉤的金屬衣架（木釘板專用），腳底兩處被深深刺穿。流血止住後，敷上一塊潮濕的蓖麻油包且固定好，直到幾乎完全癒合——這只花了幾天時間。敷上蓖麻油包後，疼痛立即減緩，而且第二天，受傷的那隻腳就可以踏在地上了。痊癒進展順利，癒合時間肯定減少了。

有一個人將蓖麻油包置於腹部，她寫下了蓖麻油包的療癒能力：

我用蓖麻油包治療我的子宮肌瘤。我用三層厚的絨布加蓖麻油和一塊加熱墊，一週敷三或四夜。我大約晚上九點三十分開始敷，邊看書看到覺得睏了想睡，然後同時關燈、關掉加熱墊，讓絨布和加熱墊留在原位，我會睡到準備翻身時（大約凌晨一點），然後將東西整個移除。這樣持續了大約六個月。下一次年度體檢時，醫生說（子宮肌瘤）消失了。

不久前，另一封信來到我面前，發信人是一名自行應用資訊的女子：「我認為你可能會有興趣聽聽，我母親的陰道附近長了一個腫塊。我們塗抹蓖麻油和樟腦油。三週後，腫塊從核桃大小縮減至豌豆大小；五週後，腫塊消失不見，而且沒有再復發。」

最近，一名十五歲左右的男孩拄著拐杖出現在我的診間，當時是他的右腳踝撕裂傷，在急診室縫合之後大約四十八小時。那是一道小小的撕裂傷，約莫一公分多長，但傷口很痛，痛到他一步也不敢走，所以拄著拐杖。我檢查了傷口，癒合得很好，沒有感染的跡象。傷口一碰就痛，因此我認為，神經組織受累程度過大，因為肌腱並沒有受傷。男孩接獲指示，接下來幾晚，要在傷口上敷一塊浸過蓖麻油的柔軟布墊，用彈性繃帶固定好。二十四小時後，疼痛幾乎消失，四十八小時後，不再疼痛，七十二小時後，他在踢足球（違抗命令）……線還沒拆呢。

總是很難確認，為什麼這些蓖麻油包產生如此屢見不鮮的效應。曾有病患告訴我，對他們來說，蓖麻油包勝過他們服用過的最佳鎮定劑，它似乎以一種神祕但有效的方式，將和平帶進體內。或許，那就是為什麼蓖麻油包如此有效地驅除掉我們每一個人罹患的病症。

為什麼有效呢？

蓖麻油的內服特性，幫助我理解為什麼這些蓖麻油包遇到形形色色的不同症狀都適用。蓖麻油可以淨化整個腸道，而且，由於血液和淋巴流接近腸腔，也就淨化了這些攸關生死的體液流。

淋巴是類似血液但缺乏紅血球的體液，具有不同於血液的其他特性。淋巴本質上比血流更偏鹼性，此外，它開始於身體的細胞間隙，將細小的淋巴流匯聚成較大的淋巴流，直到——主要是透過胸導管——淋巴流入胸腔縱膈膜裡的靜脈通道，成為血液的一部分。淋巴充當個別細胞的清道夫，因為動脈流的毛細血管無法將某些廢物和其他細胞活動製造出來的部分，帶回到動脈血管中。因此淋巴液流經各式各樣的淋巴結、腸壁、肝臟和培氏斑。

從臨床觀察不同病症對蓖麻油包的反應，顯然，蓖麻油具有刺激淋巴流活動的功效，同時在蓖麻油包敷用之處，可以局部增強從細胞中排除有毒物質。

用蓖麻油包治療已經受傷或是基於某個原因發炎的部位時，那個部位的細胞組織比較容易更正常地排出毒素，因此能夠照顧感染或發炎。

這類活動的一個實例引起了我的注意，故事源自一位醫生的兒子被兩塊石頭夾到手，沒有骨折，但那隻手「嚴重擦傷和挫傷」。這位女醫師繼續說道：

我們違反了我和我丈夫接受過的醫療訓練，將溫暖的蓖麻油包敷在那隻手上。隔天早上，結果非常戲劇性。腫脹已完全消退，而且癒合以令人難以置信的速度發生了。到了第三天，完全癒合了……除了傷口的癒合，其他值得注意的事情是：敷上蓖麻油包後一小時，傷口就不再疼痛了。

可以為淋巴刺激和淨化作用的概念，新增證據的故事比比皆是：將蓖麻油包置於下腹部，而喉嚨痛「在十五分鐘後突然蒸發，感覺就像一道湍急的流水」。喉鏡檢查診斷出聲帶上有兩顆大結節，導致十二歲男孩聲音嘶啞，在三個月的療程期間，用蓖麻油包療法敷頸部，一連敷三天，休息兩天，然後再重複，結節逐漸消失。每天敷用蓖麻油，三週後，胸壁皮脂腺囊腫自發地開放並癒合。一個非常重要的回應是，在車禍且被診斷可能脾臟破裂之後，沒有動手術，敷了蓖麻油包，然後患者在四天後出院，醫生認為多虧了蓖麻油包。

在我使用蓖麻油包的早期，每當我提出這樣的療法，患者往往會說：「蓖麻油包到底是什麼呢？」我會耐心地解釋，或是嘗試那麼做，告訴患者，蓖麻油包是一位名叫艾德格．凱西的特異功能人士提出的等等。通常，患者會非常驚訝地離開，使用蓖麻油包的機率只有一半。

最後，我將蓖麻油包的用法說明印在診所的信箋上，詳細敘述如何製作蓖麻油包以及如何使用。然後，當病人問道：「蓖麻油包到底是什麼呢？」我就回答：「你是說，你從來沒有聽過蓖麻油包嗎？」我會帶著驚訝萬分的聲音和表情，遞給他一張蓖麻油包用法說明。這樣做輕鬆多了。

如何製作和使用蓖麻油包？

要製作蓖麻油包，你需要以下材料：

1. 絨布
2. 塑膠板——中等厚度
3. 電熱墊
4. 浴巾
5. 兩枚安全別針

首先，準備一塊柔軟的絨布，最好是羊毛絨布，如果沒有羊毛布，棉絨布也行。絨布應該可以折疊成二至四層厚，折疊後，寬度應該是二十五公分左右，長度則為三十至三十五公分。這是敷下腹部所需要的大小；身體其他部位則視需要選用看似合宜的尺寸。

接下來，倒些蓖麻油在絨布上。如果絨布下方先放置一塊塑膠板，就可以不弄髒而做好這事。要確保絨布濕潤但蓖麻油不至於滴下。然後將絨布敷在需要治療的部位。

接著將一塊塑膠板覆蓋在浸泡了蓖麻油的絨布上方，再將加熱墊置於塑膠板上方，調到「中溫」開始——等身體適應了中溫，再調到「高溫」。最後，如果將一條長端對折的毛巾包住整個患部並用安全別針固定好，八成有幫助。

蓖麻油包應該留在原位一至一個半小時。然後用一夸脫（近一公升）水加兩茶匙小蘇打的小蘇打溶液清潔肌膚。

敷完一次的絨布包不需要丟棄，可以保存在塑膠容器中，日後再用。我們建議的蓖麻油包使用頻率，從每週一天到連續使用七天。此外通常同時建議，每三次治療後服用適量的橄欖油。

信心從哪裡契入啊？

醫生時常面臨這個非常現實的問題。假使醫生在自己內在遇見那些真相的時刻，他還是必須詢問療癒的真正本質。究竟療癒是什麼呢？療癒是如何產生的？我最近收到一封信，來信者八成不清楚她自己內在發生的是什麼現象，但她的案例無疑證明了信心在療癒過程中的地位。那也使我想起了凱西曾經說過的話，描述蓖麻油如何促使「靈」與物質身體密切交流，從而影響組織。這樣的說法很奇怪，但發生的事就如以下所述：

我們的朋友去年十二月接受了裂孔性疝氣手術，且術後狀況不佳，一部分原因或許是，醫護人員在她手術後的第二天罷工。她恢復得很慢；她很高興能夠回到家；但她的左前臂出現了血栓性靜脈炎，且對常規浸泡法反應不佳。醫生開給她的藥又造成了嚴重的進一步併發症。

一週內，我的體重增加了四．五公斤，臉部腫脹，不能小便也不能大號，幾天後，我什麼也吃不下。我的視力仍舊模糊，沒有深度感知能力；從一個房間走到另一個房間，很難找到出入口的中心位置。

這時是手術後八週左右，就在這個問題發生之後幾天，某個週一早晨，她醒來，下腹部痛得非常厲害。她請教了一位使用過蓖麻油包的朋友，然後立即開始用蓖麻油包敷著下腹部。那個週一，她敷了兩次。

週二醒來，有一種比較舒適和改善的篤定感；那天晚上又敷了一個半小時蓖麻油包。

週三早晨，我覺得整個下腹部更是幾近完全舒適，當天晚上，又敷了一個半小時蓖麻油包。

週四一醒來，整個軀幹完全沒有膨脹或不適感。照例喝了兩杯茶，然後是一次相當令人滿意的排便，不僅身體舒暢，更是心情愉快，兩小時後，整個人感到澈底輕鬆。

她持續敷了四週蓖麻油包，進展到完全康復。但或許，她成功的關鍵在於摘錄自來信的下述內容：

那四個晚上，每一晚，當蓖麻油包擺好後，我就一讀再讀《艾德格．凱西與基督的手掌》的部分內容，確保自己處在正向和靜心的心態。我過去擁有，現在也確實擁有，未來也將持續擁有絕對的自信，深信蓖麻油包的功效……

信心是整個布局的一部分，不是嗎？或許這名女子信心深厚，因而提升了凱西時常提到的那些療癒力量。或許她自己就是治療師。如果我們可以仰賴經由凱西資料帶來的東西，那麼療癒就是一股神的作用力，突然被引入人類及其環境的原子的、電力的特性之中。

當一個人信任療癒的力量來自蓖麻油包，或許這人可能會說「自我帶來了那些必要的小東西……因此這個存在體變成了治療師。」而且這樣的療癒是原子的力道在正向的振動中提升，同時破壞的力道瓦解，這是一次物質的療癒，透過「創造原力」——也就是神在顯化——完成。是誰執行療癒呢？或是什麼促成療癒呢？是醫生嗎？是病人嗎？是蓖麻油包嗎？是信心嗎？或者，所有的療癒也許都是略微不同的顯化，出自某個我們其實幾乎所知甚少的原始動力？

從這些蓖麻油包的使用發展出來的故事（無論信心是否是最強大的因素），對我來說是迷人的，因為它們似乎在告訴我，簡單的物質其實有能力在身體的組織和意識之內活化、喚醒正常的、健康的、攸關生死的能耐，在身體最異常的情況下帶來療癒。

蓖麻油是奇怪的物質，來自學名*Ricinus communis*（蓖麻）的種子！你會開始明白，為什麼中世紀時有人稱這種植物是「基督的手掌」，也就是「帕爾瑪克里斯蒂」（Palma Christi）。在凱西解讀中，只有幾次提示口服蓖麻，而不是以蓖麻油包的形式外用敷在身體上。但就像凱西曾經說過的：「如果你有蓖麻油意識，就用蓖麻油吧。」

第十章

膳食與營養

在考慮該將什麼食物放入口中時，要選擇那些對自己的特定需求具有建設性且一定會被同化的食物，那對個人來說是極其重要的。身體並不是仰仗被吃掉的食物存活和興旺，而是從被消化、吸收進入淋巴和血液的東西獲取生命，然後成為身體那些正在存活、分裂、生長的細胞的一部分。這個過程叫做同化（assimilation），而許多因素可以促使看似食物的東西，在能夠被身體組織用作生長能量之前許久，就先轉移到排泄管道中。

近期的一份總共一百六十五頁的《美國醫學會期刊》（*The Journal of the American Medical Association*）副刊當中，確實談到數以百計的課程、方案、講座、研討會，探討的主題範疇從墮胎到神經外科，而「營養」這個詞居然一次也沒有提到。假使沒有好的營養導引一個人的身體成長、發育和健康，那麼這人的思考以及精神生活的發展也會受到阻礙。

然而，來自凱西解讀的訊息是，我們等於是自己吃進的東西——以及自己的信念和想法。基於不同的目的，凱西解讀提出的膳食大概有幾百種。我們的經驗是，不論是哪一種飲食，都會強烈地受到伴隨飲食的情緒、態度、活動所影響。因此，即使一個人吃了對自己身體最好的食物，而且有潛力透過一切的同化步驟吸收這食物，這人的態度還是可以阻礙同化，破壞營養的好處，然後食物就完全被糟蹋了。

這也是我們的經驗和理解，在進食前對著食物祈禱，不論是什麼膳食都會有所幫助，或許更為了某個特定的身體而修正了。最終，我們不能忘記《聖經》的戒律，歸根結柢，從嘴裡出來的東西比進去的東西更重要：因為進入口中的東西最終會通過身體並被排泄掉；但經由嘴巴從心出來的東西，傳遞的是好壞善惡，以及相應於身體的建設性或破壞性影響。

十之八九，在操控我們的同化健康方面，排泄系統的狀態是最具影響力的因子。它是如何運作的呢？我們需要體認到，通過任何排泄管道的不當排泄，都會產生本該被排出體外的過量毒素或毒物。這些毒素留在血液裡，或是沉積在身體組織內，不是成為食物，而是成為凱西所謂的「浮渣」（drosses）。同化器官的意識被這類浮渣阻礙了，於是再生的過程失靈，即使只是程度輕微——而這個失靈就是疾病的開端。

我有一位抱怨疲勞倦怠的六十三歲女性患者，她的故事充分說明了適度排泄的好處。替她檢查時，我發現她有貧血，血紅素為九點五，所以開了鐵劑治療，且要她一直服用，直到兩個月後，她身上起了我認為是鐵劑引起的疹子。她的血紅素仍然只有九點五，但不管怎樣，我停開鐵劑。由於企圖清出導致疹子的毒素，我建議她口服一盎司（約二十八公克）蓖麻油作為瀉藥，接著四天後再重複這個程序。然後我告訴她，希望她一週後回診。

我的病人只聽進了我的一部分指示。她立即服用了蓖麻油，接著四天後重複這個程序，然後重複，再重複——直到六週之後，才來診所看診。她仍舊不停地談著蓖麻油，說蓖麻油讓她覺得非常好。她的疹子消失了，她實在覺得棒極了，而且看起來也不錯。我測試了她的血紅素，以為應該要她回頭重新服用鐵劑。這一次，她的血紅素可是十三點四！鐵劑就這樣免了。

同化和排泄的問題可能是許多疾病綜合症的一部分，而且可以預期的是，這些在凱西解讀中得到了極大的關注。此外，凱西解讀也強調鍛鍊、按摩和推拿對同化和排泄的好處。如果我們要重建身體，或是要維持健康的狀態，就必須牢記這三項關鍵功能之間的關係。

下一章就會討論鍛鍊、推拿和按摩。

膳食建議

凱西在他的一篇解讀中，將下述膳食作為某套包含正骨療法、灌腸、各式溫和瀉藥在內的治療方案的重點之一。在我看來，不管是為誰建立基本膳食，這套膳食法幾乎都大有幫助：

早餐：柑橘類果汁，或是乾穀片加牛奶，但不要同一餐又吃乾穀片又喝柑橘類果汁；否則一定會發現，我們用胃酸改變了柑橘類果汁的活性，因為結合了酸性食物以及本質酸性卻呈鹼性反應的食物。酥脆的培根、棕色的全麥吐司、全麥餅乾、半生不熟蛋、燉水果、新鮮水果；這些都很好，但不是一餐一定要全部吃到。

中餐：最好是綠色和新鮮的綠色蔬菜沙拉；例如，番茄、芹菜、萵苣、甜椒、白蘿蔔、胡蘿蔔等等，這些應該要一起磨碎或切得很細，可以淋上含油沙拉醬。

晚餐：一般蔬菜飲食，均衡地採用三種地上蔬菜搭配一種地下蔬菜。蔬菜煮熟且精心調味。而肉類應該只囊括羔羊肉、禽肉或魚肉。不要吃帶殼海鮮，而且淡水魚優於海水魚，明白嗎？鯖魚之類的不要吃；因為淡水魚對這個身體更好。如果很想要，晚餐可以攝取些許的辛辣調味品。要留意，不要吃太多甜食，但要足夠到與綠色蔬菜之間達到某種平衡，俾使兩者以適當的比例和性質充分發酵。所以可以吃水果塔或水果派，或是麵包捲，諸如此類；但不要只吃蛋糕，因為這樣不太好。咖啡和茶適量。

549-1

在ARE診所，我們設計了一份「基本膳食」（Basic Diet），廣泛地用作多數個人的起點。可以嚴格奉行這份膳食，以此控制體重，安全而有用；也可加以擴充，達成負責初級照護者希望靠它做到的任何事情。

關於飲食，來自凱西解讀的另一個有趣理念是，他提示，身體攝取的食物有需要內含某些當地礦物質或居住所在地的振動。

凱西在擴展的意識狀態下，討論各種疾病的治療法時，通常遵照一份基本膳食計畫，其中不包含白糖或白麵粉，沒有油炸食品，沒有豬肉，而且非常嚴格地限制甜食。推薦的是大量新鮮水果、蔬菜、沙拉，且用魚肉、禽肉、羔羊肉補充蛋白質。重要的變化視個人需求而定，俾使飲食傾向於鹼灰（alkaline-ash）或酸灰（acid-ash）平衡*。對於身體在其組織中過酸的症狀，凱西提出了更偏鹼性的飲食。如此過酸的成因經常是：情緒不安、睡眠或運動量不足、生病，或是攝入過量的甜食和澱粉。

凱西解讀的膳食說明和建議當中，有各式各樣因其特性而被指出的特殊食物和草本，包括菊芋（Jerusalem artichoke，又稱「洋薑」）、葡萄汁、洋蔥、明膠、野山蔘、野生櫻桃樹皮、洋菝契根（sarsaparilla root）、黑升麻（black snake root）、大黃糖漿、黃色番紅花

註解

* 譯註：所謂的「鹼灰」或「酸灰」，ash是灰燼，意指人體新陳代謝分解後的殘渣，經由腎臟透析排入尿液的廢物，因此可以說是「含鹼性灰燼的飲食」以及「含酸性灰燼的飲食」，而酸鹼性則是由尿液的pH值決定。

（saffron）。推薦的這些食物和草本有助於淨化、重建、恢復活力和治癒身體。

維生素

維生素在凱西資料中並沒有被忽略或降級；但凱西解讀確實提示，可能的話，最好從食物中攝取一個人需要的維生素。重點是要記住，二十世紀初的食物富含維生素，今天折磨我們的食品添加劑和化學製品，當時如鳳毛麟角。下述摘錄出自凱西解讀，雖然相當長，但卻讓人看見一幅有趣的畫面，描述了凱西對維生素的說法：

問12：維生素與腺體有什麼關係呢？請指出影響特定腺體的特定維生素。

答12：你需要一本這方面的專書啊！

維生素等於是食物，效用相同。腺體從維生素中獲取那些必要的作用力，以此提供能量，促使身體的各個器官能夠自行複製再生。你有沒有仔細想過，促使你的腳趾甲再生的源頭，與供應胸部、頭部或臉部再生的源頭是同一個？或者，供應角質層的源頭，與供應心臟器官本身的源頭是同一個？這些都是從「腺體」吸收得來的，而腺體控制著被消化吸收的食物，因此，同一源頭中的必要元素或維生素可以提供各種力道，促使身體的每一個器官、每一個功能以其創造力或生產力持續運作，明白嗎？

先從維生素A開始——A提供部分給神經、骨骼、腦力本身；並不是這一切全都由維生素A供應，但這是A的一部分功效。

補充B和B_1可以啟動身體的能量，或是促進神經和白血細胞供應的動力，同時提升神經力本身的白神經能量（white nerve energy），大腦本身以及全身交感神經或非自願反射的能力。這裡包含全部，不論你是在擺動腳趾頭或耳朵，或是眨眼睛，還是別的什麼！在這些情況下，我們將B和B_1供應給乳糜（chyle）*，讓乳糜有能力控制脂肪的作用，那是必要的（這個身體在這方面一直不足啊），可以持續再生潤滑油，防止關節緊張，或是預防關節萎縮或乾燥，或是咯吱作響。這個身體不時咯吱咯吱響啊！

在維生素C當中，我們發現，它提供必要的作用力給每一種屈曲收縮，或是心臟反應，或是腎臟收縮，或是肝臟收縮，或是嘴巴的開闔、眨眼睛、或是供應唾液和臉部的肌力。這些都是由C提供的——並不是說C是唯一的供應來源，而是其中的一部分。因為C，身體的結構零件被儲存起來，在必要的時候派上用場。而當情況變得有害，或是缺乏維生素C時——這個身體向來缺乏C——就有必要以這樣的比例提供維生素C作為援助；否則症

註解

* 譯註：乳糜是一種由淋巴液和稱之為乳糜微滴的脂蛋白構成的乳狀液體。

狀會演變成種種排泄不良，源自於消化道的排泄運作不協調，以及在驅逐屬於身體部分結構的那些力道時，心臟、肝臟、肺臟的排泄運作並不協調。

維生素G提供一般能量，或是身體本身的交感神經力。*

這些是原則。

2072-9

齋戒

齋戒涉及完全禁食，或是採用的飲食排除掉部分食物。自古以來，齋戒一直被視為：許多宗教落實靈性成長的方法、以此抗議民事不公或所謂國家法律不公正、誓言尋求報復或捍衛個人榮譽的手段，近年來更是手術程序的準備措施。

然而，在凱西解讀的脈絡中，齋戒變得相當不一樣。它變成了擱置我們自己的概念，暫且不理會什麼應該被完成或某事應該如何完成。它提供一個機會，讓個人允許自己成為一個管道，讓神可以通過此管道做工。它是供應能量給身體，促進器官和系統的協調，增強同化和排泄。因此，在淨化精神錯亂的心智時，伴隨禱告的齋戒是心智的機制，不是身體或飲食的機制。正是人類將自己置於卑微之地、自貶身分，神的創造力才能夠被彰顯出來。

核黃素促進大鼠的生長，防止大鼠發生營養障礙性白內障，預防火雞出現特定的皮膚炎；它是人體必不可少的營養素，需要量與體型大小、新陳代謝速率、生長速度相關。

證據呢？

不久前，一位來自明尼亞波利斯市的ARE會員，報告了她如何使用毛蕊花（mullein）植物。她在自家後院花園種植毛蕊花，種在萵苣和胡蘿蔔之間。她丈夫的右腳踝出現所謂的血栓性靜脈炎時，他們的醫生開了些藥。不過，患者和他的妻子都希望使用凱西經常在解讀中提示的毛蕊花茶療法。患者對毛蕊花茶的反應好極了，連醫師開給他的第一批藥都沒有服用完。

理所當然，這個問題可能會被詢問，為什麼沒有人研究毛蕊花呢？答案取決於你如何定義「研究」一詞。毛蕊花已經使用了幾千年——就跟許多其他草本一樣。從前，當病人使用

註解

＊ 維生素G／核黃素（riboflavin，譯註：即維生素B_2）。維生素B群的熱穩定因子，用作輔酶（coenzyme），或是黃素蛋白（flavoprotein）的活性輔基（prosthetic group），涉及氧化過程。它存在於牛奶、肌肉、肝臟、腎臟、蛋、青草、各種藻類之中。

毛蕊花時，醫生和患者觀察了用藥始末。他們明白，這款草本可能有效，也可能無效。這是我們今天所謂的臨床觀察。但今天也是「雙盲」統計研究的時代，除非某個治療法能夠通過雙盲研究，否則幾乎沒有存活下去的機會。

「什麼是證據？」愛因斯坦本人拒絕回答這個問題；而著名的物理學家馬克斯・普朗克（Max Plank）*則說：

……新的科學真理不因說服對手、使對方明白領悟而獲勝；而是，因為對手終究會死，而成長的新世代熟悉新的真理。

因此，真理與凱西的許多膳食和營養建議同在。

註解

* 譯註：一八五八至一九四七年，德國物理學家，量子力學的創始人。

第十一章

經由鍛鍊、推拿、按摩，推動生命力

駐留在我們每一個人之內的生命力，必須經由人世間的行動顯化出來。行動意謂著運動，唯有經由運動和靈活性，生命的能量才能夠持續不斷自由地流遍我們全身。身體的運動透過我們的日常活動產生，而且是伸展、達到動作的極限，只能透過被我們歸類為鍛鍊的行動，或是透過某種推拿或按摩達成，那為我們帶來最大的利益。

人透過自身有意識的肌肉運動表達他在地球上的活動，無論這些指揮的是他的聲音、雙手、雙腳，或諸如此類的器官肢體。的確，如果人沒有能力操控這些我們稱之為「橫紋肌」（striated muscle）的肌肉，就無法影響周遭的世界。也許他可以用心智作為工具，發出念波，但卻無法指揮他的物質身體。行動中的身體是將個人生命公然顯化在這個世界和這個維度中。

當人體安靜時——當它睡著時——外在的、肌肉的活動基本上是缺席的。然而，生命仍舊存在，且活動是向內而非向外。消化正在進行，食物正在被轉換成能量，使身體強建起來，排泄的器官們正為了擺脫廢物而對廢物起作用，心臟和肺臟持續不斷地工作，而神經系統則忙著指揮這些事物，以及憑空想出一場風暴，幫助這人獲得人生的指引和方向。

凱西解讀強調自主神經系統和腦脊髓神經系統的重要性，前者推動和調節在內部運作的器官和系統，後者則推動和調節我們的外部肌肉運動。自主神經系統是人體內那股生命力的調解員和指揮官，是一套無意識的系統，賦予我們在這個維度中擁有生命的能力。另一方面，腦脊髓神經系統賦予我們的能力則是，在周遭世界裡有意識地以建設性——或破壞性——的活動顯化那個生命。兩者都是必要的，且兩者都在正常、活動的人類當中落實它們的天命。

凱西時常提示，當一個人的自主系統與腦脊髓系統不協調時——或是當系統內部紊亂時——麻煩就會產生。這個麻煩他稱之為「不適」（dis-ease），如果持續下去，就會變成疾病或結構性病痛。有需要在身體裡面建立這兩大神經系統之間的協調關係，因此凱西解讀中，一再推薦可以恢復這類協調且有助於帶來療癒的活動。協調的需求不僅存在於神經系統之間，而且存在於各個運作中的器官之間以及人類的真實結構裡面：

> 所以要理解的是，這些必須協調與合作——身體、心智、靈魂——如果要在身體上、心智上或靈性上得到最佳的反應。
>
> 1189-2

重要的是要體認到，鍛鍊、按摩和推拿是相關的。每一個都以自己的特定方式積極推動身體的結構零件。它們全都影響著身體神經系統裡面的活動的相對完整性；它們都對淋巴腺的活動以及與淋巴相關的身體排泄造成影響；它們都有助於帶出身體裡面各種活動之間的協調。每一個在療癒過程中都占有一席之地。當然，鍛鍊是一個人在沒有協助的情況下也可以隨時完成的事。然而，按摩和推拿需要治療師的幫助，他們是這門技藝的專家。但所有這些都是有所裨益的，都是有幫助的，全都可以在身體的療癒和健康的維護方面，扮演關鍵性的角色。

鍛鍊

過去二十年來，美國人民的意識，已經促使大量的慢跑者在清晨或深夜出門慢跑、慢跑、再慢跑。而美國人民的健康已然提升——心臟有所改善，體重下降，整體的健康狀態急速上升。這些健康追求者當中，比較保守的人士以步行代替慢跑或快跑，他們同樣看見了努力的正向成果。

在凱西解讀中，步行是最常被提出的一項鍛鍊：其中一百六十三篇解讀推薦步行作為治療方案的一部分，從關節炎和循環問題，到神經炎、不協調、肥胖和毒血症。其中十七個案例建議懷孕的女性步行，而且經常出現「步行是最好的鍛鍊」（2582-4）或「步行的鍛鍊是最好的」（2759-1）之類的吩咐。針對一名睡不好、貧血、時常出現關節炎症狀的年輕人，凱西回應：

問題7：身體需要做些什麼樣的鍛鍊，才能增加體重並幫助肺部呢？

回答7：先要淨化系統，之後才鍛鍊；當身體正在根據當下的條件進行調整的時候，並不是鍛鍊的時機。當然，步行，還有工作，就是最好的鍛鍊。

問題8：請推薦一些運動。

回答8：跑步、步行、打高爾夫球、釣魚等等。

2157-2

針對一位體重不足、瘦弱無力的二十歲年輕女子，凱西提出：「每天在戶外步行一至二小時，將心智力導向物質身體的建造。」（136-3）

不要鍛鍊到對身體造成壓力或發炎——那看似合理，但好好記住卻非常重要。不要過度壓榨身體。但對一般人來說，步行有多重要呢？或許，凱西對自己的提議沒被採納感到有點沮喪，因而對一名男子說：「不管是一公里還是一步，要做些使身體『感覺』比較好的事；走到戶外。」（257-204）凱西解讀中對步行的進一步理解和說明是：假使要將身體鍛鍊到過熱的程度，就不應該在用餐後沒多久便開始步行。

今天人們普遍認為，步行可以被當作一種鍛鍊，因此可以用力地走，而不是悠閒漫步。有一個很不錯的標準：步行到將脈搏速率提升到對你來說恰當的水平。這如何斷定呢？用數字二二〇減去你的年齡數字，然後算出兩個數字差的百分之七〇至八五：你的脈搏速率應該要落在這個計算得出的範圍內，才能為你的血管系統和身體帶來最佳的成效。舉個例子，如果你今年五十五歲，用二二〇減去五五，剩下一六五；一六五的七〇％是一一六；一六五的八五％是一四〇。如果你身體不好，那就應該要非常緩慢地進行，直到你的步行速率可以到達那個水平。

你應該要走多久呢？或許一天半小時，一週至少走三次。量測頸部頸動脈的脈搏速率——那是最容易量測的地方。然後，如果你想要找到一個可以用來開始這個活動的步速，不妨使用手錶訂出一分鐘五十五至六十五的左腳步速（右腳按理會跟隨這個步速）。要觀察走完後的感覺。根據凱西解讀的說法，應該要用力走且走得夠久——大約半小時——走到身體出汗。

凱西告訴一名血糖有點高的三十七歲男子，對他最好的鍛鍊是「步行鍛鍊，以及一般的健身操——早上操練腰部以上（雙臂等等），晚上操練腰部以下，這些最適合這個身體。」（2772-3）當然，其他鍛鍊也是有益的：慢跑、快跑、網球、游泳等等。一名罹患關節炎的三十一歲男子被告知：「不過，要盡快進入水中；因為在水中運動的能力必定有利於體內的

循環力道。」(849-32)

許多人想要延長自己有用又有活力的年紀，在與這些人合作的過程中，我一直鼓勵他們做些可以保持脊柱靈活的運動。凱西提示，貓科的伸展運動比任何其他鍛鍊更能延年益壽。

艾德格．凱西基金會骨療研究部主任瑞克斯．康耶斯(Rex Conyers)醫師建議，採納鍛鍊計畫的人要從這個肯定句開始：「天父啊，神啊，願這個活動在我裡面創造出一個更大的通道，可以實現祢的旨意。」下述是康耶斯醫師建議的三種鍛鍊，提點他認為對每一個人均有所裨益的事：

垂直鍛鍊：兩腳分開站立，墊起腳尖，伸展，同時深呼吸。伸展手臂，一次一邊，盡可能地將手臂伸高，且在伸展時握拳。以此方式左右交替伸展，同時墊起腳尖往上提並深呼吸。

垂直鍛鍊：雙手放在臀部上，靠著墊腳尖往上提，然後深蹲，數到三。一段時間後，你就能夠輕而易舉地保持平衡。墊腳尖時應該要深深吸氣，完全「蹲下」時則是澈底吐氣。回到直立位置時，再次深深吸氣，努力靠腳尖站穩。屈膝深蹲時，再次吐氣。只要你願意，可以隨時重複這個練習。

坐姿鍛鍊：一開始坐在地板上，盡可能地將雙腿往前伸展。首先，向前彎腰，伸出雙手，觸碰伸出去的一隻腳。保持如此的張力幾秒鐘，然後鬆開，坐回原位，雙手放在大腿上或兩側。然後重複這個伸展運動，抓住另一隻腳，保持那股張力，然後回到坐姿，身體直立起來。重複幾次這個練習。

康耶斯指出，凱西解讀相當強烈地暗示，垂直鍛鍊應該在早晨剛睡醒的時候進行，而水平鍛鍊則應該在晚上就寢前進行。

某些叢林居民，自然而然地操練著使牠們保持健康而強壯的運動（至少在某種程度上）。你有見過幾種貓科動物伸……懶……腰嗎？我仔細觀察過鳳凰城動物園內的獅子和豹，以及曾經住過我們家的貓咪。牠們全都是醒來懶洋洋地環顧四周，偶爾打個呵欠，然後起身，伸展肌肉。凱西解讀認為，這不僅適用於貓，也適用於多數的人類。

幾種鍛鍊成了日常生活的一部分，我把這教給我的病人，因為我知道，許多人都面臨著當代生活時間有限以及所有這些緊張和壓力的問題。這些鍛鍊旨在創造脊柱的靈活性，以及伸展和放鬆脊柱沿線與四肢的肌肉。當脊柱保持活動且擺脫了那些人生浮沉強行加諸的局限時，理所當然的，往返於大腦皮層、往返於自主神經系統（無意識心智）、往返於一般身體肌肉和器官結構的神經脈衝，攜帶給接收器官的指令，一定會比沒做過這類鍛鍊之前更明瞭、更準確。的確，身體在不活動時，往往會沾黏起來：舉個例子，如果手肘因為打石膏而彎曲過久，就會變成永久性彎曲，甚至在某種程度上，無法使用。

晨間鍛鍊計畫

第一：剛起床，最容易像貓咪一樣伸展。根據凱西的說法，像貓一樣鍛鍊可以延年益壽。因此，你可能會認為，凱西的意思是，始終如一地利用伸展鍛鍊，可以持續為身體的總體健康升級。

第二：頭部和頸部鍛鍊調升身體的感覺器官。我們只透過自己的感官感知這個地球維度；所以，如果我們在人間有一個別具意義的人生目的，那麼最好與這個世界及其活動保持聯繫，因為這些圍繞且影響著我們。視覺、聽覺、味覺、觸覺、嗅覺——所有這一切，顯然因為運用這樣的鍛鍊而增強且變得更好。

凱西總是建議我們，有耐心、堅持不懈、始終如一地重複使用任何一種治療法。經年累月，對感官造成的效果就會顯現出來，因為腦脊髓與自主神經系統之間的平衡度一定會提升，從而改善器官的功能——結果更改善了活力和壽命。

一篇談到視力不佳的凱西解讀，描述了凱西如何要你實做這樣的練習，以及如此的鍛鍊何以是有益的：

當我們移除掉有毒力道的壓力時，就可以改善視力。此外，頭部和頸部鍛鍊也最有幫助。

定期如此鍛鍊，不要三天打魚兩天曬網，而是要每天早晨、每天晚上定期如此鍛鍊，持續六個月，就會看見極大的差異。坐直，點頭三次，仰頭三次，右傾三次，左傾三次，然後轉頭，順時針三次，逆時針三次。做的時候不要急匆匆，而是要慢慢來，一定會有成效。

3549-1

第三：在我的早晨暖身運動中，還有一組運動，旨在保持背脊和腰椎靈活，就好像頭部和頸部鍛鍊使頸椎保持可移動。可以從三個基本動作的任何一個開始。我通常每一個動作做十五次或二十次左右，這是個人的選擇。

第一個運動是前後鍛鍊：筆直站立，雙腳靠攏，雙手高舉過頭，盡可能向後伸展，向後彎。接著動作向前，雙手向下，觸及腳趾頭，儘量不要屈膝。

第二個運動是側向鍛鍊，不是扭轉，而是側向地先向右彎，接著向左彎，臉部保持向前，同時身體側彎時，該側手臂隨著身體向下，朝同一個方向伸展。

第三個運動被稱作「大擺動」（big swing）。做這個運動時，站立，雙腳相距大約三十至三十八公分，雙臂直接向外伸向一側。然後身體先扭轉向右，頭部和雙眼盡可能地跟著向右擺，且讓雙臂相當用力地橫向朝右擺動，感覺像在扭轉的動作中拉動身體的其餘部分。當完全扭轉的動作停止時，接著完全逆轉向左，持續如此大擺動，直到做完希望達到的雙邊擺動次數。

第四：這個鍛鍊借自中國，目的是提升視力。我以畫圓方式朝某個方向按摩眼睛周圍的穴位七次，然後反方向按摩七次。眉毛上方的按摩只從中心點橫向朝一個方向進行，不做畫圓式按摩。

第五：我的最後一項晨間鍛鍊是我自己設計的，不過，根源也來自中國，當地「耳針療法」的概念是這個鍛鍊的開端。耳針療法透過針的使用或施作於人耳的「經皮電療」（transcutaneous electrotherapy）*，可以影響身體的任何部位。人的整個身體在耳朵上都有代表的穴位，所以也有醫生將自己的整個治療方案局限在耳朵的治療。

這個鍛鍊要透過抓住雙耳——右手抓右耳，左手抓住左耳——執行，讓手掌平貼在整個耳朵上，且手指牢牢握住耳垂，貼著手掌。然後以畫圓圈的方式同時旋轉兩個耳朵，用這個方式穩穩地移動雙耳，同時自己要覺得還算舒服。不應該傷到耳朵，但動作是必要的。可以這個方式朝某個方向旋轉雙耳二十五至五十次，接著以反方向旋轉相同的次數。然後，不移動雙手，手肘如叉腰般彎曲，同時從兩側對雙耳施加壓力，施壓的次數相同。

耳朵的畫圓圈運動，對耳朵的所有耳穴點起到溫和的平衡刺激作用，使身體得到全面的提升。最後的壓力鍛鍊容易增加內耳道的壓力，從而溫和鍛鍊耳膜本身並刺激內耳道的內壁。

註解

* 譯註：針對穴道在皮膚上實施的一種電療法。

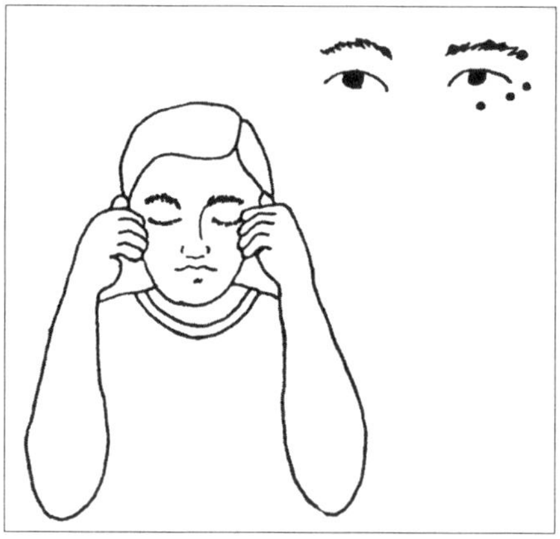

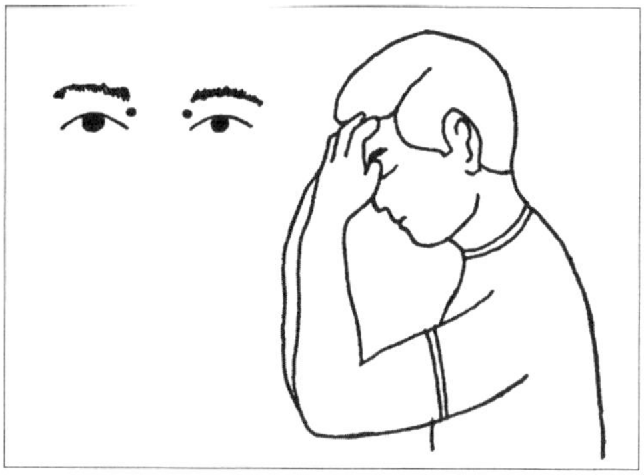

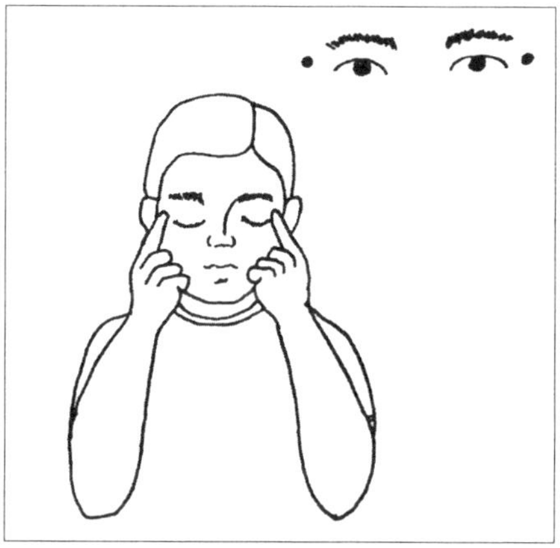

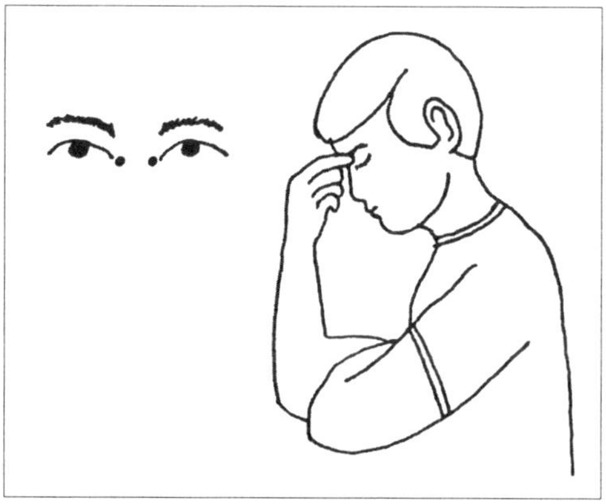

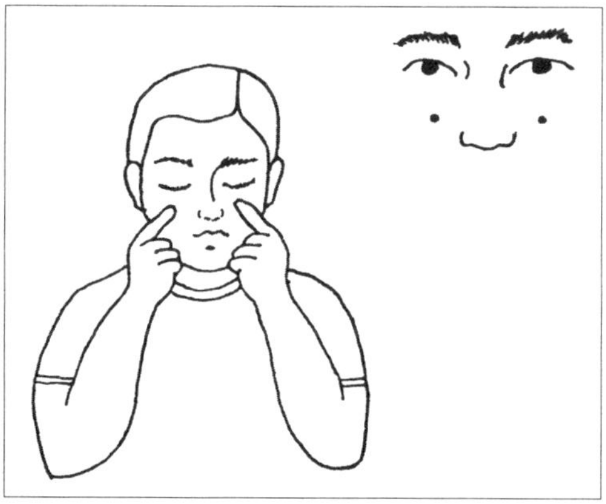

鍛鍊對身體很重要，然而一個人的日常工作所帶出的鍛鍊，很少足以使脊柱保持活動且讓神經脈衝暢行無阻。充分的鍛鍊，定期規律，排定時程，可以大量減少推拿和按摩的需求，因為這三者其實是在同樣的基礎上產生功效——也就是，影響肌肉張力和活力，伸展肌腱並動員骨骼結構，增強淋巴流動以及神經的脈衝和交流。

不管怎樣，當你開始鍛鍊時，要讓這成為你願意一輩子持續下去的運動。因為如果你開始某項鍛鍊，然後又停止，身體將會反抗，而那正是鍛鍊旨在消除的東西——人體組織特有意識的叛逆反抗。

推拿

整個凱西資料中，推拿可以被視為使身體回復平衡的部分醫療技術。推拿與鍛鍊不同，它是由另一方管理——不是由接收好處的那一方。推拿與按摩不同，它比較明確，比較是運動特定的被動關節，在某種意義上，是重新安排大肌肉群。

凱西不常一開始就推薦推拿——反而是多次提示身體有毒或虛弱的病患，在這類治療開始之前，要先經歷排泄或加強的過程。當然，有幾千個案例甚至沒有提到推拿。不管怎樣，身體的某些症狀，沒有推拿或調整治療，通常修正不了，而且凱西對這點是非常篤定的。

凱西解讀顯示，當年的正骨療法似乎優於其他的矯正手法。然而今天，不但有一些醫生認真關注這類推拿技術，而且有一些正骨醫師、脊椎按摩師和內科醫生從事顱骨治療；各種不同的機械矯正技術，正在跨越從前的醫療、專業障礙。因此可以說，當某人罹患可能對推拿或調整有反應的疑難雜症時，最好體認到，比較重要的是治療師的能力，而不是治療師使用的特定方法或擁有的專業學位。

然而，從凱西資料浮現出來的畫面是，正骨療法在體內創造平衡、協調，有時則是釋放組織中的能量，但在該抑制能量的地方抑制能量。正骨治療刺激身體的體液、器官、細胞——乃至原子，促使這些正確運作，與系統的其他部分協調，維持生命本身的平衡、動作的和諧。

在維持平衡的觀點時，我們應該記住，這些治療——譬如某些藥物、蓖麻油包、按摩或鍛鍊、視覺心像或禱告——只是修正或刺激，不是真正本質上的治癒。凱西對某人指出這點：

> 要記住，機械式（正骨式）調整，就像是可以從醫療性質取得的特性一樣，只是修正——執行療癒的其實是「大自然」或「神」力。
>
> 1467-9

凱西解讀中，正骨療法在治療方面具有廣泛的價值。嚴重的病症，例如癲癇發作問題，均明確地轉向推拿治療；但這種治療法也被提出作為維護健康的程序。凱西常說骨病損傷——有時被認為是淋巴液囊中的一塊神經細胞——在多種疾病中扮演了特定的角色。凱西認為，癲癇病例是由這類病變引發的，解決方法包括正骨治療、膳食、將蓖麻油包置於下腹部。這些癲癇發作的病原或起因在下腹部或脊椎沿線的骨病損傷——不是一般認定的腦子裡。如此治療的基本原理，涉及釋放脊椎（脊神經從脊髓出來的地方）沿線的壓力；透過膳食療法改變身體的酸鹼平衡；使用蓖麻油包改善腹腔內的淋巴流動和食物利用率。

這類有療效的方案時常失敗，因為個人和幫助患者的人並沒有帶著需要的耐心、堅持不懈、始終如一持續進行。因為這需要時間和分子細胞的改變，才能夠讓不正常的細胞回復到正常。這是個好例子，說明凱西的提示如何依循身體生理機能當中的再生進程，而不是等著某處結疤或是拚命塗藥。這是一個回復正常的過程——但當疾病根深柢固時，成效並不容易取得。然而，它是有可能的。

下述發言大概可以充分說明凱西的平衡觀點：

我們會發現，最好持續進行正骨治療，至少每週兩次；因為，雖然任何性質的療癒必定是來自內在，但在歷經生命顯化在物質層面的經驗時，對一切元素和作用力所秉持的態度，卻決定一個人能否被治癒。在物質身體當中，之前說過，每一個原子本身就是一整個宇宙，也是整體的一部分。當在自我之內、內在的自我當中存有協調時——當內在的神殿接收到脈衝時，療癒就完成了；然而，每一個原子作用力都接收到一股脈衝，來自不同類型的施作加諸到某個物質身體，或是加諸到某股靈性作用力透過某個物質身體生動展現的物質演示或顯化。

275-32

按摩

凱西解讀中，建議按摩的頻率高過任何其他形式的治療法。哈洛德・萊利（Harold Reilly，凱西送了幾百人去他那裡看診）醫師說過這樣的話：「一次按摩相當於走六公里路。」當然，這取決於按摩的類型，而我相信，萊利醫師講的是按摩促進循環，改善神經通訊，因為一次按摩扎扎實實地送出幾百萬個脈衝，遍及全身的神經通道。

凱西不但提議全身按摩，而且經常給出局部按摩有所裨益的信息。下述來自凱西解讀的摘要指出，患者的雙腳是此例的受益者，以及結果可能會發生什麼事：

> 我們發現，這些按摩非常非常好。我們要更常按摩足部的滑囊；例如腳趾頭底下、腳背區、腳後跟區。朝這個方向多刺激，將會促使坐骨神經末端的神經活躍起來。這會使得小

腿、膝蓋後側、大腿不時有抽搐感，但這些一定會非常惱人——而且一定會向身體表明，所謂的「交流」正在重新建立，介於下肢之間，或是運動器官與身體力道之間。

2778-6

按摩在ARE診所的方案中是一項重要的治療法，而在凱西解讀的脈絡中，曾經建議用按摩治療各式各樣的問題。

緊張、壓力、生活型態緊迫，使許多人體產生一種我稱之為同化問題的症狀。這可能與胃潰瘍有關，也可能無關，但時常被診斷成胃酸過多。這個問題其實是因為那些壓力，導致沒有能力將食物帶進消化道並充分改變，俾使食物能夠被吸收到腸壁的細胞內，且因此進入血流或淋巴腺之中；透過肝臟或是食物行經的淋巴中心的活動，再次改變食物，或是準備好供身體細胞使用；然後藉由循環系統，繼續傳遞至身體的適當位置，循環過程中，食物可以被用於修補、再充電、復元或是重建身體的結構。這個「無能」可能落在發生這些活動的各個點中的任何一站。如果任何位置欠缺適當的功能，那就有同化的問題，結果便欠缺適當的結構，也因此在人體中欠缺適當的功能。問題可能小之又小，但還是存在。

先不深入探究壓力如何造成這類綜合症的細節，且讓我們假設，這事確實發生了，然後看看凱西會怎麼說。我發現兩段摘錄特別有意思，其中一段探討在針灸領域相當重要的一區——叫做「命門」。命門位於背部，就在胸腔下方。你將在下述摘錄中找到按摩的參考資料，而且這些提示與機械振動器按摩有關，那是一種可以從大型百貨公司或健康食品店取得的裝置。

我們發現，由於身體的消化力當中欠缺適當的同化，於是產生這些症狀，且症狀逐步積累。

如果回復那些膳食，如之前提過的，以始終如一的方式，搭配偶爾按揉促進循環——明白吧——全身按揉，我們會發現身體的狀況好上許多。

我們會發現，同時使用電動按摩器，按摩整個腦脊髓系統，症狀會大幅改善；尤其延伸到下肢，加上特別振動整個腰椎、背部的第九胸椎骨以及整個頭部和頸部。

389-9

然後，針對另外一個人，這次是首度為這人解讀，凱西說到，存在這個物質身體中的問題，是「巨大的情緒張力」造成的：

每晚準備就寢時，用電動按摩器按摩二十分鐘。利用杯狀振動按摩頭沿著脊椎兩側以及脊柱本身按摩，從大腦底部到脊椎末端。如此澈底按摩過脊椎之後，將按摩頭延伸到背部的整個橫膈膜區，明白吧——也就是，從背部肋骨區的下半橫向按摩身體。然後按摩整個薦骨區，也就是背部下半的臀部區，明白吧；然後順著坐骨神經沿大腿而下，尤其是膝蓋後側，接著來到雙腳。慢慢來，不要按得好像只是要把事情做完。

2452-1

按摩時一般用油品幫忙。凱西資料中最常提議花生油，而且用它來治療風濕性關節炎和肌肉痠痛的人們，已經高度重視此一油品。我們診所使用花生油按摩了成千上萬次，而我們發現，在減輕人類病痛方面，花生油有時可以發揮持續顯著的效用。

我一直納悶按摩到底涉及哪些生理機制。它是如何在人體內或身體上起作用的？它會產生被凱西描述為「振動」的那些效應嗎？在溫習凱西資料時，我無意中發現了下述資料，不僅解決了我的部分疑惑，而且闡明了花生油的作用：

應該要仔細推敲按摩的「原因」：不活動導致脊椎沿線許多接收脈衝再通到各個器官的部分，變得鬆弛或緊繃，或是讓某些部分接收到的脈衝大過其他。按摩有助於神經節接收來自神經力的脈衝，因為它可以促進循環通過這個生物體的各個部分。

2456-4

每天按摩身體，持續至少半小時到一小時半；不粗魯，不粗糙，不企圖調整——持續好幾週。用花生油按摩——是的，平庸的花生油有它的組合，有助於在表面的循環中、在表面的結構力道裡，以及在皮膚和血液之中，創造那些使皮膚、肌肉、神經和肌腱更加柔韌的作用力，可以進一步輔助身體的結構零件。身體吸收並散布了花生油，也可以增強這個結構體本身的活動。

2968-1

凱西解讀多次為許多人探討具體的內容，但顯然從沒給出過慣用程序，讓需要一般按摩的普通人可以遵循。多年來，我們根據萊利醫師開發的資訊，靠著經驗的積累，建立了進行全身按摩的程序，因為我們有必要教導家庭成員按摩的技藝，好讓他們可以在家繼續使用曾在ARE診所裡開始採行的治療法。

按摩的三大要點

需要的設備：

1. 桌子——寬七十六公分，堅固，高度適宜。
2. 兩張床單和兩個枕頭（一個枕頭托住頭部，另一個墊在膝蓋下）。

3.油的組成如下：一茶匙的綿羊油溶解於六盎司（約一七〇公克）的花生油，加上二盎司（約五十七公克）的橄欖油，以及二盎司玫瑰水。

通則：

1.洗手。

2.從友善的觸碰開始。

3.一般按摩的順序：頸部、雙臂、腿部前區、腹部、腿部後區、背部，這個順序可以因為特定的原因而變更。

4.保持不斷觸碰被按摩者。

5.留意疼痛、壓痛或僵硬，依照相應的方法按摩。

6.鼓勵被按摩者放鬆，不鼓勵說話。如果被按摩者想要聊一聊，就聊聊吧。但是，不要涉及爭議性話題或是引入新話題。如果患者因談話受到刺激，就會失去按摩的某些好處。

7.不要傷到患者。要仔細觀察患者臉部是否有疼痛或不適的信號。

8.有節奏地使用雙手，十指合作，按揉患者全身。不要「拚命往下挖」。

9.朝心臟方向推撫時，手法堅實，遠離心臟時，則手法輕盈。

10.運用「溫柔的愛心呵護」。

11.一般按摩適合四十或四十五分鐘。

按摩方法：

1.若用「長推」（long stroke）的手法按摩，要塗抹足夠的油，方便雙手在患者的肌膚上順暢移動。

2.頸部：

為了保護女性的頭髮免受油品污染，最好拿毛巾將頭髮包裹盤起，再用膠帶或大型安全別針固定好。按摩者站在被按摩者的頭部附近，一手托住頭部，沿著對方耳朵下方的頸部淋巴通道朝胸部和肩膀方向按摩。將被按摩者的頭轉向另一側，同樣按摩對側。手指放在頭骨底部的頸子底下，指尖置於椎骨兩側，以W形動作從頭骨底部開始，盡可能朝下按至肩膀下方，只要被按摩者舒服。好好按一按肩膀，然後以平順的推撫動作回到頭骨底部。如此可以來回進行三次。最後，用幾次推撫作結尾，緩緩沿頸子下移，然後非常輕柔地向上按壓回來。

3.手臂：

上臂：一開始按摩肩膀區，朝心臟方向推撫時，手法堅實，遠離心臟時，則手法輕盈。按摩者的雙手呈V字形，輕柔地在肌肉上移動，溫暖肌肉。

前臂：屈起手肘，持續呈V字形朝心臟推撫。

手部：朝心臟方向推撫手指，撐大手掌。分別按摩每一根手指頭。繼續按摩手腕、手肘、肩膀關節。用拇指和其餘手指從肩膀沿神經一路按壓至手腕，跳過內側手肘區，每次按壓時，數一、二。最後結束手臂按摩前，用長而堅實的推撫手法從手腕推撫至肩膀，回程則用輕盈、溫暖、緩慢的推撫手法。

4. 腿部：

髖關節：沿著髖關節做深度的畫圓圈推撫。

大腿：沿著大腿側面和上方好好按一按。朝心臟方向深度推撫和揉壓，手法與按摩上臂時相同。至於大腿內側，也可以使用上下扭擰的動作。男、女按摩師按摩時，都會運用膝蓋和身體來回動，比較不會那麼累。

膝蓋骨：按摩膝蓋骨上方，拇指做半圓形運動，膝蓋兩側用畫圓圈推撫法。

小腿：脛骨兩側用滾法、揉壓推撫。避免對骨頭施壓。

雙腳：用指尖按摩腳踝周圍。腳底用手掌按，彷彿一顆球在雙手之間滾動。按摩腳跟、兩側、前腳掌、腳背。始終朝心臟方向按。每一根腳趾都可以輕輕拉動和伸展。最後用長而堅實的推撫手法從腳踝推到臀部，回程則用緩慢、輕盈的推撫手法。對某些被按摩者而言，輕輕拉動和搖晃整條腿是有益的。

5. 腹部：

按摩腹部時，始終採順時針運動。在結腸區上方以大圓圈動作按摩，始終以順時針方向按壓，用順時針按壓方式振動結腸。

在胸腔兩側下方，用小半圓推撫法遠離心臟按摩。

以向上和向下運動按摩腰部兩側。避開髖骨。雙手放在胸腔下方和上方，振動肝臟和胰臟區。

從腰部後方朝腹部向上推撫。然後要患者轉身，肚子朝下。

6. 腿部後方：

大腿：記住要朝心臟方向向上按壓推撫，從靠近臀部的外側開始按摩大腿。雙手有節奏地推撫，一手接一手，沿大腿向下。大腿內側應該用上下擰扭、滾法推撫的方式揉壓。

膝蓋後方：以類似X形動作朝上推撫，排掉膝蓋後方的水分。

小腿：先按摩小腿肚（用V字形推撫），然後屈起小腿，按摩小腿。如此，重力有助於小腿排水。按摩踝關節周圍和上下。按壓腿部後方的神經，先從臀部下方開始，向踝關節移動，跳過膝蓋後方區域。最後，長長的推撫向上直達臀部，接著輕柔地推撫向下來到腳踝，向外推撫，結束。

7. 背部

將背部分為兩區：上背部（頸部區域至背部第九胸椎，位於肩胛骨基部下方二．五公分處）與下背部（薦骨至背部第九胸椎）。

上背部：手指平貼背部，畫心形，右手在脊柱右側，左手在脊柱左側，從頸部開始，下達背部第九胸椎。有時候，被按摩者若是胖大結實或肌肉發達，或是某個地方需要特別關注，最好一次按摩一側。同一區至少按摩三次，然後擴大推撫範圍，直到整個上背部都得到伸展。

下背部：同一方式按摩下背部，用心形推撫，但從薦骨上推至背部第九胸椎。

背部側面和肩膀：按摩身體兩側，上下推撫，向上朝腋窩移動，然後針對肩膀周圍和肩胛骨做大圓圈按摩，順著肌肉區向下來到臀部。按摩兩側，先按摩身體的一側，然後繞過桌子，按摩身體的另一側。

臀部：按摩臀部，目的是刺激組織深處的坐骨神經。

背部推拿收尾：按壓脊椎一側，從頭骨基部移動到背部第九胸椎，然後從薦骨回到背部第九胸椎。感覺阻滯時，持續按壓十二秒鐘。連續按壓這些區域可以引出脊柱的淋巴。

然後站在被按摩者的頭部區。雙手分別放在被按摩者的頸部以下的脊椎兩側，雙掌貼著對方背部前傾施力，接著沿背部下行，緩緩移動手掌，經過薦骨，然後才折回向上，輕撫背部兩側。如此來回三次，最後一次按壓要非常輕柔。

記住要持續觸碰被按摩者，還要記住，放鬆、淋巴淨化、平衡神經系統，這些是按摩的目標！

第十二章

禱告和靜心

人體的療癒可以說是意識的成長，那是在一個人的存在裡面重新覺察到神性。根據凱西解讀的說法，真正的療癒始終是帶來全新理解的意識探險。凱西提示，物質身體療癒了，卻沒有為一個人存在的靈性本質帶來希望，那等於是「拯救一個實質上已被毀滅的身體」。禱告（prayer）和靜心（meditation）是兩個最常見且最被廣泛用來結合物質與靈性的探險。禱告和靜心兩者，經常被推薦給大部分為了自己的物質身體升級而來到ARE診所的患者，且經常被這些人所採用。

從凱西解讀得到的信息，會促使一個人認為，只要真誠地渴望帶給別人意識上的成長，懂得描述一切真正療癒的特性，不論這人是誰，無疑都算是得到召喚，足以擔當療癒的聖職。他或她是否擁有醫學學位並不重要。不管怎樣，最重要的是，靈的果實必須成為療癒者總體活動的一部分。

禱告

靈性洞見的培養是，當一個人禱告或靜心時，下意識地持續進行的活動。禱告不需要是寂靜無聲或訴諸語言，它可以是一個動作，例如，按手禮，這個過程將能量傳遞給另外一個人，帶來一定程度的療癒。針對這個主題，紐澤西州艾塞克斯郡（Essex County）醫學會主席亞瑟・伯恩斯坦（Arthur Bernstein）醫師有好幾個想法。

他的想法汲取自《英國醫學期刊》（*British Medical Journal*）的一篇文章，描述在英國無人碰觸的問題，且這個問題是所有盎格魯撒克遜國家毫無疑問普遍存在的。「我們已經失去了相互安慰的能力，對待陌生人和外國人，我們態度冷漠……這導致經常需要到醫生的診所做檢查。」伯恩斯坦顯然認為，這是人們害怕彼此接觸導致的結果。他敦促醫生們多多使用「按手禮」，作為治療這種恐懼、感覺孤寂和疏離的方法。

伯恩斯坦高高舉起他的專業大旗，他說：

> 內科醫師不是真正的「醫生」，除非他能夠理解並寬恕人們的弱點。他必須謙虛地體認到，我們對人體生理學其實知之甚少，對人體藥理學所知更少。醫師必須耐心對待自己的每一位患者。患者在醫師的概念裡是道德還是不道德，都不是醫師的問題。醫師的功能是

以尊重對待每一個人，以便在黑暗時刻重建患者的人格尊嚴。

凱西解讀中，有許多內容談到寬恕，而伯恩斯坦認為，那必定是「真正醫生的」一部分氣質。下述摘錄擷取自其中一篇凱西解讀，很中肯地談到這個概念：

> 可以肯定的是，其他人顯然有理想，而且根本沒有活出這樣的理想……
>
> 然而，你知道你一直相信誰和一直相信什麼。正如神從前願意、現在也願意寬恕一樣，自我之內的存在體，也同樣願意且有能耐並渴求寬恕——正如這個存在體會被寬恕一樣……
>
> 所以，不寬恕會讓自我用更糟的方式來取代，使狀況糟於這個身體在自我妄想時，於過去或現在經驗到的這股紊亂和不安。
>
> 因為你希望別人會寬恕你，所以你也必須寬恕——如果你可以找到平安，找到那份自我之內的和諧。如此，你就可以幫助那些人；不是赦免，不是……但也不是譴責。因為，譴責是成為定罪的一方。如果你以那樣的方式譴責別人，你就犯了那個譴責罪。
>
> **2293-3**

伯恩斯坦或許不知道能量可以從一個人傳遞到另一個人，為人體帶來療癒，但他確實覺察到理解、同情、溫柔、愛、耐心和寬恕——《聖經》將所有這些部分，籠統地集結在本身名為「聖靈」或「愛」的果實的標題下，而且那份愛是人類靈性和物質身體的最大療癒力。

幾個世紀以來，禱告和療癒已被證明具有因果關係，但證明這點是另外一回事。推敲一個人如何將神的行動轉譯成「可接受的」科學數據是一件困難的事。禱告一直被稱為「與神交談」，但肯定不止於此。我們並不真正知道禱告可能是什麼，而且我們很難理解神的行動在療癒過程中的本質。

普雷頓・柯利普（Playton Collipp）醫生，針對患有白血病的年輕人進行對照研究，發表了一份關於禱告功效的研究報告。他發現，接受禱告的十個年輕人當中，有七人在十五個月後還活著。而沒有被禱告的八個人當中，只有兩人在十五個月後還活著。不過，他的研究隨後遭到批評，因為兩組成員的年齡、藥物治療方法、白血病類型，都不相符。

柯利普回應，在他詳細撰寫研究結果之前，就覺察到了這些局限，但他表示：「我認為那些根本不會改變文章的結論。」柯利普繼續說：「我最終的意見是，那個研究支持禱告是靈驗有效的觀點。那個研究沒有證實這點，但支持它。我認為應該要做更多的研究。我認為神是不會介意的。」

ARE診所有一份現行的療癒禱告方案。鳳凰城區的研究小組每個月都會得到一份要求被療癒的患者的名單。名單每個月重新製作。一位在學會待了許多年同時也是學會診所病患的女性，最近要求被列入禱告名單。她在差不多一年前發生事故，差點沒能活下來。然而，幾個月以來的康復情況非常鼓舞人心，但她的視力有問題，從來沒有清楚過，而她事先並不知道有那份療癒名單。所以她開口要求。她的問題是，她一直有複視現象，一個視覺影像高於另外一個，除非把頭歪向一邊。她無法閱讀、縫紉或開車。這不僅令人惱怒，而且局限了她一生的努力。在她的名字被列入名單之後一週，她進到診所，向醫生報告，某天早晨醒來，她的視力突然正常了，而且此後一直很好。

另一則療癒故事來自美國中部一位非常活躍的ARE會員。他們的禱告和療癒小組最近被要求採用按手禮禱告，而且得到了一些明確的成功報告。一名女子在醫師檢查過後被告知，她可能罹患了乳腺癌，應該要做切片檢查。我的通信會員被要求擔任——將療癒能量從療癒小組「傳導」到被療癒者的那個人。

我感覺到創造的能量行經貫穿（我把右手放在她的前額上，左手放在頸部大約甲狀腺的位置）。有許多的熱，不僅在雙手中，而且遍及全身。她感覺到能量進入，也感覺到那個熱。療癒小組的每一位成員，都說他們感受到能量的流動……週一（第二天），她到醫院做另一次檢查，由四位醫生替她檢查。腫塊已縮減至豌豆大小，於是決定，完全沒有理由做切片檢查。醫生們有點不解，詢問發生過什麼事。她告訴醫生們自己接受了按手禮。你可以想像那份驚愕。一位女醫師尾隨我們的朋友走出醫院的檢查室，她說她總是能在體檢前就「看見」患者的病情，但從來沒有告訴過任何人，因為她認為，別人會以為她瘋了。

糟糕的是，這類事件是不被廣泛接受的，但話說回來，好的方面是，這類事件正在被報導，而且愈來愈多醫生逐漸覺知到他們所面對的現實。

靜心

靜心被認為是療癒過程的一部分，因為靜心被理解成，有效地將自己的表意識部分帶入與內在的神性（一個人自己存在之內的神）親密合拍。靜心是在聆聽神性，意義等同於禱告是在對神說話。靜心時，身體變得安靜，頭腦逐漸靜止。有一股靈性能量從脊椎底部向上移動，觸及所有七個靈性中心，也就是東方傳統所謂的「脈輪」，同時促成那些中心的淨化與平衡——以及整個身體的平衡，使靜心發揮效用（參見第一二二頁）。

靜心是全世界幾百萬人修練的一個法門，可以預期的是，也產生了眾多的方法或程序，然而，似乎全都有一個共同點，修行者聲稱，靜心促使一個人將調和到自己內在被認為是神聖的、無可言喻的、本質上屬於神性的那個部分。

靜心狀態中接通的意識層次稱為「阿爾法」（alpha）狀態。來自匹茲堡的精神病學家林西·賈可布（Lindsay Jacob），在一九七三年於鳳凰城舉行的醫學研討會上討論了放鬆問題，報告一個人如何藉由放鬆過程抵達阿爾法狀態，而這個放鬆過程最初是由舒爾茲（Johannes Heinrich Schultz）*在其探討「自律訓練」（autogenic training）的巨著中描述過。賈可布列舉的步驟為一個人做好面對自律訓練的準備，那促使這人移動至與帶出療癒一致的覺知層次。賈可布的步驟如下：

1. 放鬆身體，從腳到頭，或是從頭到腳。
2. 創造和煦溫暖的狀態，貫穿全身。
3. 稍微放緩心跳速率，讓心臟做出些許的調整。
4. 放緩呼吸。這是一個過渡步驟，可以假設情況是「它呼吸著我」（It breathes me）。與物質身體分離的覺知由此開始。意識和物質身體彼此遠離。
5. 下一步，培養腹部溫暖的狀態。
6. 接著在額頭創造涼爽的感覺。

註解

* 譯註：一八八四至一九七〇年，德國精神病學家，自律訓練法的創始人。

然後，這就是被稱為「阿爾法」的意識狀態。在此狀態下，身體的狀況可以被修復——利用這個狀態，心靈覺知可以被強化。賈可布博士在他的研習營中探討了這個理念。

由於在某種程度上討論並探索了所謂「意識變異」（altered consciousness）的各種狀態，我發現自己想起了艾德格・凱西在《探索上帝》（*Search for God*）兩冊書中談到靜心的那一章。有一些摘錄值得在此引用：

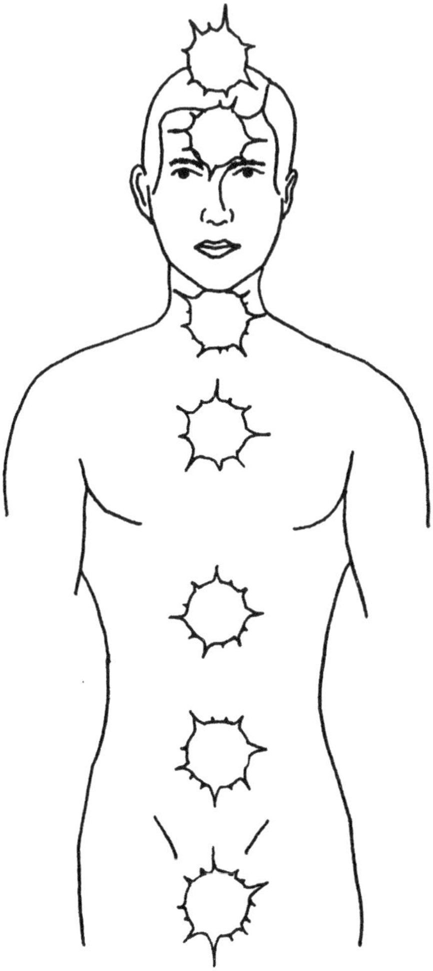

當我們調整邁向最高理想的心智，藉此安撫物質身體時，真實的物質身體振動便被喚起，這是由於靈性作用力活躍起來，影響到體內敏感的振動中心，刺激靈魂與其物質軀殼之間的接觸點……由於意象或理想被喚起，這股生命力（源自生殖腺）沿著所謂的亞壁古道（Apian Way）或銀帶（silver cord）上升至腦部的松果體中心，由此被散布至那些為整個心智和身體的存在帶來活動的中心……因此，一進入靜心，就有一股明確的脈衝從生殖腺升起，行經松果體來到腦下垂體。無論個人的理想是什麼，這股脈衝都向上推進，並在想像力的活動中找到表達。如果這個理想是物質，就會日益在身體內建立起對人間事物的熱愛和傾向。如果這個理想或意象出自靈性的本質，就有靈性上的進化。通靈力只是靈魂機能的覺醒貫穿這些中心裡的活動。

用純淨的水潔淨身體。自在地坐著或躺著，不穿緊身衣。透過右側鼻孔吸氣三次，同時透過嘴巴呼氣。透過左側鼻孔吸氣三次，同時透過右側鼻孔呼氣。然後，靠低沉樂音的幫忙，或藉助咒語，帶著自我更深入地進入到感應與愛的種種創造原力合而為一，進入到「至聖所」（Holy of Holies）*。當自我感覺到或經驗到這樣的升起時，要看見它透過內在之眼（不是肉眼）散布，因此帶來更大的理解，滿足身體經驗到的每一個狀態。於是，身

註解

* 譯註：這裡指身體。

體的每一個中心，分別透過自己的管道對正在散布的全新創造力做出回應，而我們則可以聆聽因此造就的樂音。我們將會發現，一點一滴地，靜心促使我們在身體上、心智上、靈性上更新自己。

《探索上帝》第二冊，第一二九至一三〇頁

懷孕的最後階段，通常不會想到靜心，尤其是在還有五週才要生產卻出現產程開始和羊水滲漏的時候。一位ARE診所的患者，事實上就在這樣的情況下發生產前陣痛。她立即就診，而石蕊試紙測試顯示，確實有幾近一品脫（約〇．五公升）的羊水流出，且患者的子宮呈規律性收縮。

患者立即獲准進入醫生醫院（Doctors Hospital）的分娩室，並連上一臺監視器，記錄子宮收縮和攸關生死的心跳速率。這是靜心可以派上用場的地方。患者和她的丈夫已經習慣性地靜心了一年多，主治醫師建議她，運用靜心，可能可以封住正在滲漏的羊膜，停止宮縮。她照醫生的吩咐做，在丈夫的陪伴下，以此安胎。用石蕊試紙測試時，患者已經安靜了差不多五個小時，羊水測試的結果呈陰性。

對產科醫師而言，如此效果的重要性是顯而易見的。此時四十八小時的肌肉投藥法可以使嬰兒的肺部成熟，如此，假使嬰兒早產，就幾乎或根本不會有新生兒肺透明膜病（呼吸窘迫綜合症）的問題。假使可以在那段期間延後分娩，則有可能再懷孕五週以上。那麼寶寶有最大機會在出生時完全正常。許多產科醫師試圖靠靜脈酒精注射為懷孕的母親放鬆子宮，藉此阻止宮縮。那麼做確實為嬰兒的肺部成熟爭取到需要的時間，但也令母親和嬰兒雙雙醉倒。

成功地應用靜心技巧，可以避開酒精，且患者可以在靈性上有所成長，因為實際施作而理解身體內有能量可以被建設性地運用，在迫切需要時帶出適當的功能。以此例而言，這位母親靠靜心讓整個身體平靜下來。子宮收縮停止了。然後她試圖靠觀想阻止羊水通過羊膜滲漏至陰道。這個做法不成功。於是她認為，或許正在滲漏的羊膜，位置高於子宮。所以，她開始在腦海中環繞子宮內側紡紗結網，從上方頂部區附近，下達子宮頸開口上方。羊水滲漏止住了。

最後結果呢？你一定會希望繼續懷孕，直到足足懷滿九個月為止。不管怎樣，至少延後了四十八小時。事實上，兩天過去了，沒有分娩，然後又過了半天。但這位母親的確早產了。然而，經過肌肉投藥法的嬰兒有時間讓肺部成熟起來，而且除了早產，並沒有什麼問題。新生兒茁壯了，很快就與母親一起出院回家。

總而言之，禱告和靜心都應該是個人日常活動的一部分。透過這兩者，如同凱西在許多解讀中指出的，一個人可以更深入地了解自己，從而改善平衡與健康——在身體上、心智上、靈性上。

第十三章

態度是療癒的幫手

「態度」並不是碰巧出現的！它們是由心智構建的，而且若要改變，只能體認到，態度其實是由我們指揮控制的——而衷心渴求可以改變態度。態度就像是方向。如果一個人從堪薩斯城朝紐約走，但其實想去洛杉磯，他當然首先必須體認到，自己正朝東方前進，而且他一定要轉身，換個方向。

如果一個父親不斷批評十幾歲女兒的家庭作業和她與男友的關係，同時，這位父親又衷心渴望親密的父女關係，那麼他首先需要體認到，不論是什麼關係，破壞性的批評（有時甚至是建設性的批評）創造出來的是距離，而不是深化、更親密地同行。所以，體認到那個事實後，他需要轉身，朝新的方向邁進，在女兒的外表、工作、活動中找出他可以告訴女兒的優異才華。那會創造出親密。體認到這層需求，以及在新的方向上所要採取的後續行動，是兩個不可或缺的要素，可以改變可能造成壓力和不快樂的態度。

當一個人服用了最適合治療某個疾病的特效藥，但他的態度卻是「那對我不會有一丁點的好處！」那麼，這人是不可能康復的。我有一位上了年紀的患者失去了妻子，我很擔心，因為他十分沮喪，覺得人生對他來說沒有價值。他罹患了肺炎，儘管肺炎細菌對不少抗生素都很敏感，但適量的藥物卻無法阻止肺炎演變成壓倒性的感染，這人就這樣去世了。

凱西資料中推薦了針對物質身體施作的種種輔助方法，包括按摩、電療、紫光、紫外線燈、蓖麻油包。但建設性的態度始終是治療的一部分，絕不可遺忘。在某次解讀中，凱西這麼說：

> 所以，要讓態度永遠是建設性的！要在施作中看見，不只是死記硬背，不只是做完某事，而是——因為每一個性質的活躍力道都是神力在做工——在個體之內和透過個體創造——看見隨著每一次施作創造了必要的能量，促成合作，完滿的造物主是在你的經驗中提供的服務。
>
> 因為每一個人都在經驗物質層面的活動時，見證到祂的恩典、祂的慈悲。
>
> 1424-1

情緒和態度可以妨礙或提高一個人在各類情境中的效能。因此，一個人選擇秉持的態度，影響的不只是這人可能擁有的工作類型和可能吸引到的人生伴侶，還會在一定程度上決定生理失衡，從而決定存在這人體內的疾病綜合症。所以，相對於一個人如何建構其性格，這人做出的選擇甚至是更重要的。

關於「自豪」(pride)，且聽聽班傑明・富蘭克林*在自傳中怎麼說。一位朋友對他指出，他有時飛揚跋扈，甚至是傲慢無禮。富蘭克林在他待學習的美德清單中加入了謙遜，然後寫道：

> 我不能自誇說在培養這個美德的現實層面功德圓滿，但關於自豪的現象，我興起了一個不錯的想法。我立了個規矩，不得直接駁斥他人的觀點，不得斷然肯定自己的主張。我甚至禁止自己在語言上使用導入固定意見的每一個措辭或用字，例如，當然、毫無疑問等等，改而採用：我認為、據我理解或是我想像某事是如何又如何，或是它現在似乎是這樣。
>
> 我很快發現如此態度的改變帶來的優勢；我參與的談話進行得更加愉快。我謙虛審慎地提出意見，讓意見更容易被接受，較少矛盾抵觸；被發現犯錯時，我也不那麼覺得丟臉；當我碰巧對了，也比較容易說服他人放棄他們的錯誤，與我合作。

不幸的是，今天沒有多少人談論謙遜的態度；再者，就療癒的過程而言，同樣令人遺憾的是，患者的態度通常不被認為具有任何的重要性，且很少被視為對療癒本身有所貢獻。

「整體的」（holistic）病患照護要求將患者列入考量，要求在療癒過程中將患者視為助力，或是阻力，這取決於患者和他的態度，那是整個過程的焦點。一篇凱西解讀對顯然「垂頭喪氣」（至少在解讀給出當時）的一名多發性硬化症患者，指出了這個特別的概念。凱西說這個問題主要在於腺體，而腰椎區半脫位使問題更加嚴重。但就二十八歲的男子而言，這是一個非常典型的多發性硬化症早期病例。在提出任何治療法之前，凱西先說了下述這一段話：

> 首先是心態：
>
> 不要容許阻礙——因為跟他人不一樣——對身體的使命、目標、希望造成過大的抑制作用。要知道，生命的作者，希望的作者，正如在神之內，能夠將你可以是他人的莫大祝福，帶入你自己的經驗中經歷，且因此——每天——在你與他人的關聯中，提供一份希望，榮耀祂的聖名。
>
> 2929-1

註解

* 譯註：一七〇六至一七九〇年，美國博學家、開國元勛之一。

假使希望確實是強效的療癒力，你該如何激起患者的希望呢？如果醫師期望在他的治療中得到前後一致且頗具療效的結果，那麼他對病患的態度，除了溫暖、和善、理解、給予幫助，還可以提供什麼呢？凱西資料的態度是，始終激勵人們且持續那麼做——我認為，主要是因為給出的建言具有建設性，在非常真實的意義上放大了美德，同時將缺陷縮減至最小。有必要始終強調人類的潛力，而且，如果療癒會發生，那麼「患者」必須總是經驗到意識上的真正改變。

在我看來，態度是手段方法，讓有創意的心智訓練情緒，也就是，身體的腺體中心。態度是有意識地被選擇的，儘管——在憤怒爆發後——常說：「我本來就是這個樣子啊！」我之所以那樣，是因為我把自己創造成那個樣子。當有人不同意我時，我選擇了反彈、拒絕、反抗、生氣的態度，而且實踐履行。這個活動變成了慣性，就像人類的一切重複性活動，所以，「我本來就是這個樣子」。

態度的修正可以在《聖經》中找到，但不是在你期望的標題底下。修正因子被稱為「聖靈的果實」（fruits of the Spirit），它出現在《新約聖經》的〈加拉太書〉（*book of Galatians*）中。〈加拉太書〉是保羅寫的，他敦促早期的基督徒不要關注自己的低階本性，而是要落實這些聖靈的果實。

想像一下，如果生氣的人選擇理解他的對手、寬恕他、耐心對待他，而不是殺死他，這人的腦袋裡會發生什麼事。或許，要人們彼此相愛是要求太過，而那正是「聖靈的果實」的重點。但問題的關鍵在於，我們隨身攜帶的這些態度是自我生成的、自我延續的——而且，因為這些是慣性的、情緒的、腺體的回應，所以還是可以重新訓練它們朝一個人希望的方向前進。再次強調，如果一個人想去洛杉磯，卻發現自己朝紐約走，他就一定得轉身，開始朝新的方向前進。那需要思考、選擇和行動。

然而，心智似乎是在沒有被要求的情況下，獨力為我們每一個人建造許多東西。或許我們可以稱之為「情緒的心智」（mind of the emotions），因為多數時候，似乎是情緒在掌控。然而，有時候，想像力切入進來，於是某人創造了與事件不一致、只能被想像出來的態度。

幾年前，我在《今日健康雜誌》（*Today's Health*，一九七〇年八月號）讀到一篇文章，標題是：「聖痕：是心智問題？還是奇蹟？」該文的重點在探討，身體發生出血現象的部位，與耶穌大約兩千年前被釘在十字架上流血的部位相同。有聖痕的人（實際人數是三百五十人），從西元一二二四年「阿西西的聖方濟」（St. Francis of Assisi）時代，一直到現代畢奧神父（Padre Pio）*的故事，都在這篇文章中以有趣的方式討論了。畢奧神父十多年前去世了†，但他生前經驗過聖痕。據說，畢奧神父主持彌撒時也經常升空漂浮。梵蒂岡的代表被

註解

* 譯註：一八八七至一九六八年，義大利籍天主教方濟嘉布遣會神父、神祕主義者，後來被羅馬天主教追封為聖人。

† 譯註：本書發行於一九八三年。

派去調查這些報導。聖痕和升空飄浮都被親眼見證了，且神父身上並沒有針或細繩。

這篇文章的作者將有聖痕的人，比作「自體紅血球致敏」（autoerythrocyte sensitization）病例，討論了相似處，且得出結論，認為有聖痕的人是「結合了心因性出血與自體紅血球致敏。」＊令我困惑的是，這些事件的報導人，時常遺漏了有貢獻的重要資料。譬如，如果畢奧神父的出血多半是源自於心因性，那麼，這也是他在主持彌撒時有能力飄浮升空的起因嗎？聖方濟與野生動物交流，難道也是為他帶來聖痕的某個心因缺陷的產物嗎？一切的異象都是心靈不安的產物嗎？難道在法國露德鎮被提到的一切治療，在凱瑟琳・庫爾曼的醫病儀式上痊癒的所有案例，都是心理誘發的改變嗎？我的問題其實是這個：為什麼我們必須始終盯著神與人之間的關係，彷彿只有科學可以斷定發生了什麼事？而且要依據唯物的觀點，不承認有造物主存在？

即使沒有凱西解讀中的資料，我們的現有數據也顯示，一個人不需要是天才就可以理解到，心智和身體是同一個，存在於這個我們稱之為身體的所有部位裡面，而且理解到，意識存在於我們的本體自性的各個面向。似乎更加合理的結論是，自體紅血球致敏，是某種人身上的某個意識狀態造成的結果，這種人的意識過度集中在自己的身體上；同時有聖痕的人一直渴望分享另一個人經驗到的某些疼痛，而且，因為運用想像力，這人的意識因此被轉向某個人，對他來說，這人最能象徵神在他生命中的實相。我相信，這類現象是意識的差異造成的，是有創意的想像在不同的經驗中引發的，而物質身體的改變或許是這個意識存在的結果。

按照凱西解讀的看法，心態可以製造問題，也可以幫助解決問題——或是兩者兼具。一個特別的病例有助於闡明這個概念。個案3100是一名三十九歲男子，患有帕金森氏症。他從沒結過婚，與母親同住，且兩人無法分開。他要求解讀，而原本針對物質身體的談話，結果被導向患者的心智和靈性福祉。這名男子顯然常喝酒，常說話，或許該聆聽的時候經常不聆聽。凱西給予他膳食的相關建議，包括清淡的食物、生菜沙拉，肉類只吃魚肉、禽肉、羔羊肉，戒絕油炸食品，他還建議按摩脊椎以及電療，電療則透過一個B電池和一只溶液罐，在電路的正極側交替使用氯化金和硝酸銀溶液†。

凱西提示，這個疾病的成因是「金和銀那些元素……在妊娠時期缺乏，因此導致腺體在第一個活動週期無法創造。」他還提示，這些元素可以這個方法被引進到體內，讓這個物質身體的安康，可以得到改善且最終回復正常——儘管這樣的改善在許多方面「令人質疑」。

不管怎樣，凱西將這次解讀的重點，完全放在這個不幸男子的靈性福祉，他所說的話很

註解

* 自體紅血球致敏時，紅細胞（紅血球）自動歷經致敏過程且自發地透過肌膚出血。

† 譯註：在電子產品的早期，真空管裝置由電池供電。根據與之相關的真空管元件，每個電池具有不同的名稱。最初，唯一的這種裝置是只有燈絲和板的二極管。按照電子流動的方向，這些電極分別被識別為「A」和「B」，於是相關的電池分別被稱為「A」電池和「B」電池。

有意思，尤其是這些發言適用於這次解讀之後的十年期間。

因為，雖然我們發現存有病理上的紊亂，但這些紊亂的本質指出某種出生前的性情。因此，如果要對物質身體有幫助，這個身體的第一個方法必然是研究自我。

不是秉持那樣的態度，認為，「不是我造成的」以及「不是我自己要來到人世間的」，也不是頤指氣使地認定，別人要為那些態度或是出生前的欠缺考量負責。

而是要考慮，自我被賦予了一個機會，在這裡該如何——如果自我接受上述——去詮釋、去理解，不僅對自我有幫助，而且對他人的福祉有所貢獻，協助他人度過每一個發展階段，或是尋求身體、心智、靈性的幫助。

……如此詮釋、如此理解這個靈魂存在體，有其所謂的應得待遇，那是靈魂的抉擇以及利用這個機會進入物質顯化所指出的。

所以，當你選擇了，當你需要了，務必正確地詮釋。

……以這樣的措施和態度發揮那些心智的能力，俾使始終有所貢獻，為你日復一日接觸到的一切人等，在頭腦中和內心裡創造出平安、和諧、愛、善意、溫柔、希望。

如果你要找到幫助，這些是第一個先決條件。

如果你不能接受這點，那就忘掉這一切，根本不要開始。

3100-1

提問期間，男子詢問，為什麼他的下顎右側一再滑脫。得到的答案直接而強烈：「話說太多，所以這是這個症狀嚴重的一部分原因——其他原因都是聊勝於無的點綴！」在給出第二個答案時，凱西再次警告，提醒他需要改變靈性態度，以及有人指點的效用——而且如果不那麼做，當然不宜進行物質上的施作。

男子顯然沒有改變他的方向或態度。他接受的各種治療都無濟於事。顯然，問題在於他的態度，在這次解讀過後十年，男子死於冠狀動脈血栓症。

最有幫助的態度之一是歡喜。要大笑，要讓別人一天至少微笑三次——這是我始終記得的凱西療法之一。在用餐時歡喜而不爭論，可能代表健康的胃，而不是潰瘍和慢性腸道問題，或是高血壓。在家時，我們嘗試讓用餐時的所有對話保持快樂而輕鬆，因為當人們一起進食時，特殊的事會發生。我記得下述這則《聖經》故事，耶穌在復活之後，與兩位門徒一起走在前往以馬忤斯（Emmaus）的路上。門徒並沒有認出他。但當他們終於坐下來一起用餐擘餅時，門徒知道了主耶穌就在眼前。

我們今天沒有那類經歷，但我們永遠不知道自己什麼時候會在不知不覺中招待了天使——所以我們保持餐桌上的對話有創意、快樂、歡喜。

不管怎樣，疾病往往形成於發生在家中的爭議、爭執，以及不時要命的不和諧。業力的作用，似乎可以將內在有問題待解決的人糾在一起，父子之間就經常如此。一位曾有如此機會面對這個問題的父親，許多年前是我的病人。他與兒子衝突不斷，兒子並不想承繼爸爸多年來投入的事業。這個病例最終顯然完全關閉了腎上腺，做父親的也因此而死亡。然而，好好省思下述事實倒是挺有意思，在父親去世之前——不到兩個月吧——父親和兒子化干戈為玉帛，在彼此的爭執中得出了和平的結論，而且還成了好朋友。或許這個解決方案是這位父親今生的主要目標。這很難準確言斷。

然而，在凱西解讀中，「家」被認為不是一個應該用衝突解決難題的地方。凱西的確切說法是：

在人世間（人類的陪伴關係存在著共同的目標），「家」的模式最足以表現人與上主的關係。

3577-1

何況，如果每一個存在體都這樣生活在這個物質的暫留之旅中，彷彿就是為了一個永恆的家園，那就會成就更多的美麗、更多的喜悅、更多的平安。

1872-1

另一位希望匿名的父親在凱西解讀中發現，這類信息是他人生中的一個實質要素，他寫了一封信給他的大兒子，不僅反映出他覺得自己與兒子的關係應該如何，更形成了一個在兩人之間建立連繫的模式，讓他覺得，只要這些有創意、具建設性的連繫持續不斷，他們的連繫就會延續下去——而我確信，那涉及多世的輪迴。他同意我分享這封信，希望有助於諮商那些假使沒有搞定彼此的難題、最終將令物質身體致病的父子。

兒啊：

我要給你的禮物只有三件，至於你可能想要的人間寶藏，往往必須歷經漫長且有時苦澀的奮鬥才能取得。我的禮物是免費的。

第一件禮物只是一個概念，但我免費提供，而且只要求你記住它，並將它深藏在心裡：你是一部分的神，因為神在你裡面。因此，要以神的方式思考，按照神要你行動的方式行事。

以下這點也是我要提供的禮物：在你證明真理為真之前，沒有什麼是你的真理。因此，儘管想著一切美好的事物，而且，當你因為生活經歷而證明了某個真理時，要將這真理加到自己身上。如此，你的精神境界必會成長。

第三件禮物就跟其他禮物一樣，唯有將它輸入你的心智帳簿中，它才是你的：好好想想吧！要移除掉心智相關的一切障礙，那會局限我們每一個人運轉從神那裡接收到的驚人能力。除非你這麼做，否則你怎能變得更像神呢？

兒啊，要記住這些事，然後我送你的禮物將會永遠活在你自己的本體自性中，而且隨著你的成長，我也會同樣成長。

這位父親體認到，當他在另一個人的成長過程中給予幫助時，他的成長才會真正發生——以此例而言，對象是他兒子。樂於助人的態度、滿懷希望的態度、保持心胸開放且知道一切皆有可能的態度——所有這些都促成一個人的健康，且有助於戰勝疾病。

在我看來，疾病時常就像是陷阱，人在黑夜中絆倒了，跌了進去。因為疾病其實是來自於我們欠缺覺知，不明白我們的活動或情緒和態度，正帶著自己去向何方——不然就是，有時我們根本不在意。

所以，評估自己的態度很重要，要看看態度是否促成我們的疾病。然而更好的方法是，在你的自我裡面評估我們想要開發的態度，看看是否是建設性的，是否可以建立健康以及有力的身體平衡。然後我們需要採取行動，因為行動讓態度化為現實，而且我們的療癒進步以此方式提升。

第十四章

夢在健康和療癒中的作用

人類生存在地球上的幾個世紀以來，夢一直是人類睡眠時刻的友伴，帶來人生其他層面的信息、指引、自知之明、溝通交流。在《舊約聖經》裡，夢拯救了約瑟（Joseph）在埃及的生活，使他躋身領導地位，由他為神的選民提供天意。同樣地，在《新約聖經》裡，透過一個夢，瑪莉亞被告知要替未出生的孩子起名為「耶穌」（Jesus），而且也是透過一個夢，約瑟和瑪莉亞得到指示，要逃往埃及。

二十世紀初，偉大的精神病學家佛洛伊德和榮格的研究，就為夢的本質帶來了前所未有的理解。晚近，夢已在實驗室裡被研究了，而且關於夢的頻率（每晚大概七次或七次以上），以及夢發生在哪一個睡眠層次，已有許多的了解。關於夢的著作頗豐，而且許多的夢境觀察者已經正式承認，夢提供豐富的信息和洞見，談到身體本身、身體的健康狀態、可能需要做些什麼才能改善身體的健康。瀕死通知是一個共通的夢境主題；同時另一方面，真實的療癒可以在夢中自發地進行。

身體的健康狀況、未來為我們儲存了什麼、或是我們應該做什麼事，這類寓意的夢是每一個人經驗中的常見事件。有時候，故事簡單明瞭，無須詮釋。有時候，夢中的符號必須被好好研究和詮釋，才能讓夢的意思清晰明確。其他的夢似乎只是不明智的晚餐抉擇或就寢前的心神不寧造成的結果。

以個人經驗而言，我做過各式各樣的夢，還把夢境記錄下來，方便日後研習。身為內科醫師，我一直與患者合作，釐清患者某些困難但重要的夢境脈絡，那麼做總是有幫助。我們經常挑戰患者，要夢見在自己本體之內的那位內科醫師，而且要取得對方的提示。因為在每一個人的身體裡面，都了解自己生病是哪裡出了問題，以及最可能需要做什麼事才能夠康復好轉。

一位患者告訴我他的經歷，他被嚴重造成失能的滑囊炎（bursitis）折磨了幾個月，一連串內科醫師所做的各種治療都沒能緩解。所以，他開始閱讀關於業力以及業力如何顯現在各種身體問題中的文章。一夜，他睡著了，在夢中（也可以說是一個異象），他問道：「這個症狀是業力現前嗎？」一個聲音回答說：「不是——舉起你的雙臂吧！」就在那一刻，他醒了過來，發現自己的雙臂高舉過頭，這是他幾個月來一直無法有意識地辦到的姿勢。那次以後，他再也沒有滑囊炎的問題。

這類型的夢，雖然不是司空見慣，但也不算稀有罕見。形形色色的夢每夜都在每一個人的經驗中發生，而且——如果夢受到關注——它們就會在作夢者遇到麻煩時給予幫助，且在他試圖服務他人時給予靈感。

凱西資料是理解和利用夢境的豐富來源。在凱西的一生中，給出過九百多篇夢境解讀。好幾次，凱西甚至是將作夢者在表意識狀態下已經忘卻的夢境細節，召回到作夢者的頭腦中。

凱西針對同一個人，在三個不同的時機，分別給出提示，闡述了夢的意義和用途：

……我們看見，夢以那些物質身體的、靈性的、潛意識的形式臨到這個存在體，而且當這些夢被正確研究時，可以取得更完美的知識，揭示那股創造原力在物質世界的顯化力道。

136-16

……臨到這個身體的夢等於是那些相互關連性，關連了貫穿身心的身體症狀與這個存在體的潛意識力道，而且這些可以發展到潛意識將會指引路徑的程度，且在意識被抑制的狀態下，透過提示呈現上述這些，明白嗎？

136-18

……我們看見，這些（夢）等於是這個存在體不時出現的心智發展狀態。它們可以被好好應用，可以被用在這個存在體的日常生活中。

136-21

凱西在解讀中也說過，有時候很難區分夢和異象，因為我們可能要兩者同時前來幫助我們開悟——只要我們願意接受。他還談到夢的感應是一種第六感——我們內在一股更偉大的能力，讓人可以在這個我們稱之為地球的意識層面探險。

幾個夢

大約十五至二十年前，夢見「大大的老房子」成了一系列典型素材的標題，出現在我的一名患者的睡眠清醒（sleeping-waking）意識之中。這名女子親自講述了一部分情節：

過去二十多年來，我一直夢見有大房間的大大老房子，所有這一切都呈現出極端的失序和混亂無章。每一棟房子都有若干超大的房間——許許多多的房間。而且無論夢中的房子是什麼類型，那房子對我來說似乎都很熟悉，而且是我的房子。

> 房間有時有坍塌的牆壁，或是很髒的牆壁。地毯破了洞，家具不得其所。地板上有洞，而且通常房子總是亂七八糟。
>
> 我樂意在每一個夢中好好打掃我的房子，但這一切看起來是那麼的困難、絕望、不可能，於是我就站在房間的中間，帶著極度沮喪的感受，不知如何整理我的房子，感到非常無助。
>
> 每當我從這些夢中醒來，有時要花十分鐘才意識到那只是一場夢，但在夢境結束、我醒來之後，那份抑鬱感仍舊持續至少兩個小時。在我看來，每次做了一個這類「亂七八糟的房子」的夢，我都是處在熟睡的狀態。
>
> 一九六三年秋天加入ARE之後，我不再夢見這些老房子。當時是一九六三年十月，我成了學會的研習小組成員。
>
> 結果，在一九六四年一月，我夢見一棟房子，不像以前老是夢見的那麼大，似乎是一棟正常大小的房子。在夢中，我剛用米黃色鑲緣邊的壁紙貼完一個房間。我還為另一個房間買了兩大罐油漆。

顯然，這兩罐油漆象徵作夢者有一個新的開始，因為在後續的夢境中，她持續油漆著她的房子，且房子變得更大、更美麗，直到幾年後她開車來到自己的房子，發現是一座豪宅，價值幾百萬美元。當然，她也做了其他的夢，處理壁爐的問題、房子裡偶爾出現的煙霧等等，但作夢的方向是建設性的、歡喜的、充滿希望的。一個人不需要太多的夢境詮釋能力，就可以在那簡單的一系列夢境過程中體認到，作夢者在覺知、意識、生活型態上發生了戲劇性的改變。

新時代，醫生的約診有時候以最不尋常的方式產生。我們有一位朋友想在亞利桑那州的斯科茨代爾（Scottsdale）區看牙醫。在一個夢境中，她在牙醫診所的門上看見了牙醫師的名字。她醒了，翻閱電話簿，查找那位牙醫師的姓名——果不其然，真有那個名字，就在斯科茨代爾。她約了診，並在資料單上寫下，一場夢轉介她前來看診。

一則這樣的故事顯然是不夠的。不久前，葛蕾蒂絲．麥嘉里博士在她的診間見到一位女士，碰巧問她怎麼來ＡＲＥ診所看診的。故事出現了：她做了一個夢，半夜醒了過來。她聽見了麥嘉里這個名字。入睡之前，她一直納悶該怎麼做才能得到健康上的指引。她躺回去睡覺，又兩次被夢喚醒。每一次，夢裡都出現這些話：「麥嘉里幫得上忙——麥嘉里幫得上忙。」

隔天早上，她問丈夫認不認識名為麥嘉里的人，她丈夫不知道。那天晚上，她和一位朋友一起看電影，期間，她問女友認不認識哪位麥嘉里。朋友回答：「當然認識。他們是ＡＲＥ診所的醫生。」她打了一通電話，預約了看診時間，然後在資料單上的轉介者那一欄（因為她有點猶豫），她沒有填寫「夢」，而是寫了「一位朋友」。夢也可以是朋友啊！

教導他人以整體的方式照顧自己時，夢的狀態不容忽視。透過夢，可以為物質身體以及整個個體提供意見、協助、指引。我的一名患者最近為我帶來了一個有趣的夢。她目前按照凱西解讀的提示接受關節炎治療，而且她一直有排泄的問題。我在她錄下這個夢境之後大約十天見到她，且與她討論了這個夢。她的夢境如下：

我夢見我在打掃房子，當我拿起馬桶刷架並取下刷子時，注意到其中一把刷子壞了。那把刷子還是可用，我考慮留下它，直到有刷子替換為止，但後來斷定它無法澈底做好工作，所以就把它扔了。

這位女性一從夢中醒來，就知道這個夢指的是她的身體，而且還知道她的背部有皮疹。夢中並沒有提到這事，但她知道背部有皮疹。所以她照了鏡子——可是並沒有皮疹。她驅不散這個想法，於是第二天回去接受治療時，要求治療師檢查她的背有沒有皮疹。結果並沒有皮疹的蹤跡。治療師問她預期的是哪一種皮疹，她說：「就跟我腿上的斑點一樣。」那個特別的斑點已經在那裡好幾天了。然後，接下來三天，她的背上確實長出了一塊皮疹，因此，她在做了那個夢之後一週來到ARE看診。我診斷是玫瑰糠疹。這樣的夢境聯繫很有意思，不是嗎，從顯然早就持有信息的無意識心智，吸取預知的身體資訊。而且這個夢本身也談到了排泄和淨化身體的問題。

一夜，我的另一名患者很想吃水果，他在睡前吃了整整四分之一罐的罐裝梨。當晚，他做了一個夢：「我乘坐的漁船行程受阻，因為駕駛員草率地企圖穿越一片厚厚的海藻床。」他醒了，亟需如廁。當他動手記錄夢境時，突然想到海藻的植物學名是「梨形囊巨藻」（macrocystis pyrifera）——意謂著「梨形大膀胱」。

顯然，他的夢正在向他訴說他已經知道的事——睡前，他同一種食物吃過量了。而夢也告訴他，他的「釣魚之旅」（在那個夢中，可以說是他的靈性追求）因為他的飲食習慣被相當愚蠢地耽擱了。此外，他了解到，梨——當然是對他來說——至少是罐裝梨，會大大影響他的膀胱，所以要提防。

其他維度

凱西暗示，在某種意義上，比起在有人稱之為二元世界的物質維度中走動，我們在夢中是比較活躍的。這符合宗教信仰的說法，認為人類基本上是靈性的生物，我們的正常棲息地是靈性的，不是物質的。有時候，個體會進入意識擴展的狀態，可以觸及所謂的「阿卡夏紀錄」（Akashic Records）。有些人將它視為一幅織錦，每一個人用每一個意念、感覺和行動在這個經驗的世界裡編織著，有些人則把它看作是每一個人的專屬著作，擺在琳瑯滿目的超巨型圖書館內。似乎，阿卡夏可以任何方式被理解，只要找到它的人在三度空間的意義上說得通。重要的是，要對只能以這個世界的角度理解的其他人說明到底發現了什麼。在凱西的一生中，其實也是以種種不同的方式看見了阿卡夏。

這個概念使我想起前段時間聽到一個十歲女孩對她母親講述的夢，對女孩來說，那個夢印象深刻——從那一刻起便活生生地烙印在她的記憶中。而且那個夢告訴小女孩如何感知顯然是其他維度的東西，同時，對一個十歲的心智來說，那個夢必須是可以理解的：

九歲或十歲時，我的扁桃腺和腺樣體增生被切除了。麻醉期間，我可以聽見身體內的細胞彼此交談。它們全都忙著執行被指派的任務。一組細胞會對另一組細胞說：「我們進行到這個程度了，現在由你們接手……等等。」這情況在我全身持續進行著，而我似乎是聆聽著。那麼多的活動，每一個都執行著被指派的工作和內容。我聆聽著這一切，心想：「這一定是生命的源起，一個身體形成了，而且每一個細胞都具有智能以及一份被指派要履行的任務。」我一生經常想到這個夢。

當一個人認為細胞已經因薰陶而成長到足以建立大腦、心臟、其他器官的微型運作細胞系統時，當一個人意識到培氏斑可以生產具有驚人記憶的細胞時，這人便開始理解到，細胞具有某種意識，能夠朝目標發展並擁有記憶的能力。凱西在給出解讀時，顯然是與當事人的身體或那個身體的意識溝通，可以理解的是，細胞可能擁有可以由夢的機能詮釋其意涵的某種語言。我們確實比我們習慣相信的更為精彩啊！

摯愛過世，常在夢中被感知到，甚至早在事情發生之前許久。夢中所見似乎從來不是死亡本身。當一個人在夢中死去時，通常象徵新的覺知形成；因為其實是某個意識的實相行將結束，即將誕生出另外一個。因此，可以理解夢中的死亡意謂著新生。

一位好友最近描述他夢見自己的母親。他們走上一條陰涼的小徑，路旁有美麗的花卉和樹木。他們來到一個地方，路一分為二。他母親想跟兒子一起往右走，但卻告訴兒子，她必須走左邊那條路。這是她死亡前幾個月的一系列類似夢境之一。

物質身體的死亡也是可以預測的，對表意識的清醒心智來說，那似乎並不合理。這樣的事發生在一個既是朋友又是患者的家庭。長期罹患心臟病的丈夫，拒絕進醫院評估心臟的狀況，就在他死亡的那一夜，他很堅持地對妻子說：「這是我的心臟。」在他這次心臟病發導致死亡之前一星期，他的妻子做了一個夢。他們倆走在一條綿延漫長的道路上，前方不遠處有另一條路向左岔開，在兩人來到道路的分岔口之前，有一座橋跨過一條溪，也在左邊。

橋邊一座小樓矗立。兩人起了爭執。男方想要過橋，而女方想走岔向左邊的那條路。路很直，而且鋪得很好，女方確信，這樣走才對。她走進小樓，在樓裡找到一位個性開朗、體格魁梧的女子，女子主動提供資訊，認為作夢者挑選的這條路正確無誤。然後她看著橋，看見了纖細、搖曳的人影，輪廓不清，迂迴穿行在橋的中間，很難界定。她擔心丈夫，於是前去尋找，但卻找不著他。夢在此結束。

那次心臟病發出現在那個夢之後不到一星期。我確信這位妻子的無意識心智收到了那則訊息，但表意識上，一直到幾週後我跟她討論，她才確定那個夢的意思。她理解生命的靈性意涵以及夢的重要性，因此，知道丈夫主動選擇離開人世，對她的人生是有所幫助的。

夢經常是信息、指引、援助的來源，不只是對感興趣的觀察者來說，更是對為自己的身體狀況尋求幫助的人們而言。因為身體、心智、靈性其實是同一個，而且我們需要可以取得的一切幫助，俾使自己保持良好，足以看到和感覺到——儘管我們仍舊無法理解總體是如何運作的。

第十五章

全面整合

當我們著手把事物（概念、人的本質、真正的治療、工具、方法）整合在一起時，就應該要開始將自己的目標看作是一個過程。療癒絕不是一瞬間的事。在我們體內，每時每刻都有細胞死亡，也有新的細胞誕生。我們不斷處在改變的狀態，而且應該要明白，可能需要七年，才能讓體內的所有原子全部歷經改變。假使原子有意識，如同艾德格．凱西所言，那麼我們的意識在這七年當中可能會經歷澈底的改變。所以，療癒變成一次改變，包括我們的物質身體、心智體、靈性體，而且那樣的改變是一個過程，發生在一段時間內。

多數人並不想要等著讓某樣東西被修正。我們希望外科醫師將它移除掉，或是整形醫師把它修正好。不然就是，我們希望抗生素能夠殺死那些細菌。如果我們成功了，可能會收穫滿滿。話說回來，我們可能沒有學到耐心是什麼，而且可能沒有理解到，我們需要學習耐心。因為，如同凱西解讀經常指出的，我們的靈魂強烈要求耐心。我們在空間和時間中完成自己的工作，而耐心則是空間和時間之外的第三度空間。

我們也很難在自我監控時看到改變發生。當看似病情惡化時，我們焦慮擔心，而這些焦慮本身就是療癒過程的障礙。此外，我們還面對業力上的疑問以及顯然難以戰勝的業力公式：種瓜得瓜，種豆得豆。我們發現自己忙著詢問，哪些症狀源自業力，是否能夠確實被打倒。

然而，為了成功地與這個我們稱之為人體的奇妙生物合作，我們需要保有耐心觀察的視角，留意正在發生的事，記住身體有能耐再生，記住希望和禱告、靜心、優質的營養、鍛鍊、按摩、夢、簡單的療法，全都會對身體產生影響，且因此導向健康的狀態。方向指示需要被好好記住。

照料自己的過程中，在融合這一切的時候，有時候並不成功，於是我們不得不去就醫。儘管如此，最好還是要記住，關於自己的健康，我們有權發表意見。* 對於自己的健康和福祉，我們有些重要的話要說，而且應該要說出來。

註解

* 唐納．海斯（Donald M. Hayes）醫學博士的著作《醫患關係》（*Between Doctor and Patient*, Valley Forge, PA: Judson Press, 1977）當中，明白指出了這個權利。

在疾病曾經存在的地方，好好維護生命並創造健康，這是本書的中心焦點。預防保健是關鍵，而一個人應該要做到這些事，才能夠遠離疾病。在乎預防的人們關注的是，ARE會員以及遵循凱西解讀概念的眾多醫生的病患，如何使用凱西解讀的信息。我們收到了幾千封個人來信，這些人已經採用凱西解讀中的理念來照顧病情，尤其是預防疾病。因為凱西解讀的要點，引領一個人來到本質上預防疾病的生活型態：

> 因為，一切療癒都來自「太一源頭」（One Source）。而且，不論是採用食物、鍛鍊、藥物乃至手術刀，都是為了帶出身體之內各股力道的意識，那有助於自行複製再生（自己就是）創造原力或神力的覺知。
>
> 2696-1

當然，如果對創造原力的覺知，等於是鍛鍊、食物、藥物或外科手術當中的療癒元素，那麼在任何疾病過程發作之前，凡是將那個覺知帶給身體的東西，一定可以防止疾病。的確，如同凱西解讀中重點故事呈現的，歸根結柢，正是不覺知、欠缺神性意識，才是致病的原因。

發現自己置身新時代醫學當中的內科醫生們，正面臨著新時代的難題，因為他們發現，患者開始以有創意的方式照顧自己。同時，這些醫生們發現實務上的課題，因為同樣那些患者，認為自己有「權利」選擇應該接受的治療方法。選擇的權利是政治上的「燙手山芋」。醫療專業應該要介入到什麼程度才能保護患者呢？與這麼一個提問密切相關的是，醫療從業人員應該具備什麼樣的態度，才能在健康照護時採用某些最具爭議性的治療方法，例如：治療癌症的苦杏仁素（laetrile）、治療動脈硬化的螯合療法（chelation therapy）、治療關節炎的蜂螫法。

對或錯不能單純靠考量療法的科學價值來判定，還需要考慮科學效力以外的因素。內科醫師兼史丹佛大學醫學院（Stanford University Medical School）教員約翰．班克（John Bunker）博士指出，就連科學提問也不容易解決。「內科醫生所做的事，三分之一到二分之一是建立在證據不足或沒有證據，」他說，「而且數據往往不完美或相互矛盾。」他又說道，研究人員「時常讓數據符合自己的設想……人人都有偏見。」班克博士覺得，當專家不同意某個主題時，「讓大眾自行決定似乎是恰當的。」然而與此同時，他又認為，有義務要保護大眾免於最大的傷害，因為茫然不確定等於是邀人相信庸醫騙術，何況期盼大眾自己做出「令人驚駭的」決定，根本是期望過高。

處理這些課題一定會有麻煩，除非奠基於靈性的概念被注入到決策之中，促使個體因其真實的樣貌而得到認可，那樣的靈性存在是以造物主的形象創造出來的，具有無限的能耐，懂得理解，選擇逐漸成為促使他們成形的造物主。

凱西解讀中提出的預防和修正疾病的方法，旨在改善身體和心智的功能，儘管多數療法其實是針對疾病，並沒有體認到疾病其實是不當、混亂的生理功能的產物。物質身體當然具有再生的能力，這點之前談過了，但應該要再次提點。針對這點，凱西說：

> 一個人應該要考量到，就像在這個身體裡，物質身體在創造的過程中，過去和現在都被賦予自行複製的能力。因此，每一個器官，身體的每一個部分，由於身體、心智、靈性生活之故，都可以分泌需要自行複製的部分，俾使成長至更好的狀態——或是達到可以自行準備的境界。當這些活動故障時，一定要好好補充，否則它們會召喚生物體的其他部分——這樣的話，那些部分就變得負擔過度或營養不良，於是以或這或那的形式逐漸解體。
>
> 3337-1

當那樣的解體已然成為事實，而身體同時被賦予促使其回復正常的作用力，這時往往會有洩氣和挫敗的感受，因為療癒並不會如心中渴望的那樣快速出現。你心中納悶，想知道事實上是否會出現任何有幫助或有創意的事。對於正在全面整合這一切的我們來說，要傳達的信息不過是：「不要洩氣或過度焦慮。」如果出現這種情況，對療癒過程可能造成極大的傷害，因為那些情緒可能會在體內造成浩劫。

> 不要過度焦慮——因為，可以肯定的是，心智是建造者；而過度焦慮可能產生障礙，阻撓整個系統的正常反應，無論這些反應涉及循環的力道或是身體的同化或排泄。
>
> 保持在身體內的這些作用力——正常的排泄，接近正常的同化——如無意外——它，這個身體，在其經驗的每一個階段都會自行再生複製……要在身體上、心智上保有這些，搭配建設性的靈性基礎促成的心態。因為怨恨、敵意、憎恨、過度焦慮，都是心智的一部分，而且成為反應在體力當中的症狀。
>
> 818-9

當一個人面對嚴重的疾病，某種慢性疾病，且被給予了某個待遵照的治療療程（旨在改變和提高身體的功能），這人可能會懷疑，這個症狀是業力病，因為如果療程有反應，也是非常緩慢。了解業力是有幫助的，因為那讓人看見輪迴轉世，以及可能有問題一定會被弭平的另一世人生。但那個疑問始終存在：「我熬得過去嗎？」我許久以前就知道，幾乎任何疾病都可以被修正；而且，經由恩典或寬恕的法則，業力的法則是可以逆轉的。凱西曾經說過：「因果律是因為選擇而不可改變。」當然，這意謂著，在內心深處，我們可以選擇被治癒，或經歷這東西，因為由於我們的頑固和死腦筋，可能唯有這樣，我們才能學會學校老師要我們習得的功課。

全面整合這一切肯定意謂著好幾件事。我們不認為自己永遠不需要醫生和他們多年精心研究習得的專業知識，但每一個人都有創意，而且每一個人都擁有深鎖在自己本體裡面的一切知識。所以，我們不應該欺騙自己，應該要能夠給予自己足夠的信任，相信我們有一定程度的把握和莫大的期望，足以應對自己身體的升級。

在與自己的身體和心智合作的過程中，我們可以將節錄自凱西解讀的這兩段摘要牢記在心中：

在靈性的事物中找到你的理想——然後心智裡和物質界的那一切將會是結果。建立……寧可奠基在經驗中具有永恆作用力的那些事物；這些將為迄今為止曾經動盪的地方帶來和諧。

2284-1

因為，治癒一個物質身體而不給予它精神上的希望，等於是拯救一個在物質界已經毀滅的身體一樣徒勞。

518-1

且讓我們在自己的靈性本質中，促使那份希望保持鮮活，因為我們企圖在身、心、靈方面為自己帶來療癒，藉此提升整個國家的健康。且讓我們經歷這個過程，領悟到療癒的重點究竟是什麼——健康究竟是什麼；且讓我們記住，複製再生始終是可能的；且讓我們維持建設性的膳食和優質的鍛鍊方案；且讓我們充滿創意，建立有益的態度。且讓我們透過自己的夢，深入探查自我本體的內在面，且讓我們延續強大的禱告和靜心模式。然後，且讓我們新增當前的存在狀態可能需要的其他輔助工具。

第三部

保健方法

第十六章

增進健康計畫清單

第三部分的安排，依據的是已經開始不當運作的身體功能和系統。提出的治療法將會指向讓受影響的區塊回復功能正常。有時候，例如談到同化和排泄問題時，身體的器官或系統會被定為章節標題。人體內運作的同化器官有兩個——肺臟和上腸道；排泄管道有四個——皮膚、肺臟、腎臟、肝及腸道（**liver-intestinal tract**）。在這些章節中，不可避免地會有某種程度的重疊；不管怎樣，要強調的是功能，不是器官本身。

讀者要靠自己確認，你的問題可能落在哪裡，因為若要好好應用本書提供的不管哪一種幫助，都只能在當你的身體達到較佳的平衡時，當你因為有機組織以整體運作而達成更多的協調時，以及當內在的神性覺知增長時；因為那帶來健康以及疾病的減輕和療癒。要記住，身體是「永生神」（**Living God**）的神殿。

這裡有一份核對清單，可以協助你動手為自己或親人建立健康增進計畫。它應該是每一份治療方案的基礎，讓你的努力可以充分發揮效用。

1. 你是否已經認定自己是「靈性的存在」？
2. 你是否已經體認到再生是可能的？
3. 你是否已經啟用了對自己有幫助的膳食？
4. 你是否已經建立了一份規律的鍛鍊方案？
5. 你是否已經建立了規律的禱告和靜心時段？而且請求他人為你禱告？
6. 你是否已經開始培養有創意且正向積極的態度和情感？
7. 你是否曾經透過夢境尋求指引？
8. 你是否運用過任何有創意的觀想技巧？

除此之外，再加上後續幾個章節的詳細內容，和你自己的個人本質，然後讓我們開始全面整合這一切吧！

第十七章

肺和呼吸

進入人體的每一口氣息，都會以我們不完全理解的方式改變那個身體。氧氣被帶入肺部的肺泡或小氣囊中，在此與微小的血細胞或肺毛細血管親密接觸；然後被血流用一種名為「氧合血紅蛋白」（oxyhemoglobin）的化學組合吸收，帶到身體的各個部位，從而使我們的所有細胞保持鮮活。沒有呼吸空氣和空氣中最重要的成分——氧氣，我們幾分鐘後就會沒命。其他更多的物質也透過我們呼吸的空氣進入身體裡，以不那麼顯著然而重要的方式支援身體。

所以，肺臟和呼吸道，必須被歸類為對賦予生命的功能做出貢獻的身體器官，這類器官有助於我們所謂的「同化」，也就是攝取、轉化、利用對細胞的功能和再生而言相當重要的物質。

為了換取氧氣，肺臟提供機制，從血流中移除掉被稱為「代謝物」（metabolite，凱西稱之為「被使用和被拒絕的力道」）的物質。這些代謝物是最終產品，主要是二氧化碳，由肺臟分泌出來，當氧氣被吸入時，二氧化碳就被呼出。其他比較不明確的物質也同時從血液中被移除掉。

因此，對呼吸道的整體功能做進一步的分類時，我們必須同樣授予它排泄器官的地位。它協助從體內移除掉如果留下來將會毒害所有組織的物質。所以，肺臟是我們所謂身體排泄系統的一部分，其他的排泄系統則是皮膚、腎臟以及兩者結合的肝-腸道。

除了肺臟本身是呼吸功能的一部分，其他還有：支氣管、氣管、喉頭、咽頭、口腔、鼻子、鼻竇。所有這些結構反映出身體根據所需功能定義結構的智慧。如毛髮般的極細纖毛沿氣管及其兩個分支（支氣管）的管壁排列，將外來物質向上推，經由口腔排出，從而幫助身體這一區進行大掃除。

呼吸道的任何部分都可能受到所處環境的影響，從而改善或損害其功能。神經系統由於自發的不協調，可能產生混亂，遍及肌肉和系統的活躍部分。或者，神經可以彼此和諧運作。此外，血流可能在流動時受到阻礙或是內含有害物質；或是，在正常情況下支持血液的白細胞，可能基於若干原因無法正常運作，導致之後被稱為疾病的困難發生。再者，我們呼吸的空氣可能充滿了有害的物質，進一步打亂細胞的功能或造成實際的病理損害。

不論在什麼情況下，呼吸系統的細胞成分都會盡其所能回應；但如果有太多擾人且具毀滅性的影響，疾病就會產生，而幾百種疾病其實都與支持呼吸功能的結構相關。

將功能視為最重要的考量因素，而不是某疾病的名稱，從這個觀點看，你必須採行可靠的治療措施，以便增強可能表現不佳的功能。這些措施是在平衡的努力中施作，因此引出某種綜合反應，而那經常就是回復正常功能所需要的。舉個例子，我的祕書發現，在空氣中的高過敏原時期，遵照排除大部分甜食和澱粉的膳食，她的過敏症改善了。雖然要永久修正過敏症狀需要的不只是飲食，但已經踏出了第一步。

呼吸問題的治療最初可能以回復大致功能為目標，然後可能在看似恰當的時候新增特效藥。某種基本膳食八成可以為這個系統的任何部分確立健全治療的基礎。多數個案的膳食致力於淘汰甜食、白糖或白麵粉以及一切油炸食品，少吃澱粉類食物，多吃水果和蔬菜（包括新鮮的和煮過的）。魚肉、禽肉和羔羊肉最適合用來提供蛋白質。休息是治療的重要成分，避免過度的情緒壓力也是重要的構成要素。推拿治療或按摩，尤其是上背部，通常有幫助，使用吸入劑也是有益的。要多多鼓勵身體排泄。

因此，治療方案中的五個基本原則是：㈠膳食；㈡休息；㈢推拿治療；㈣吸入劑；以及㈤增強排泄。

排泄與膳食密切相關。凱西解讀中，有一個重要的生理學概念，在教科書中不曾做過任何程度的討論——那就是，同化和排泄需要加以平衡，健康才能發生。這意謂著，將食物帶入體內，並將其用於健身、代謝過程的一切相關活動，都需要好好正視置於身體如何排除廢物的關係。如前所述，排泄是經由肺臟、皮膚、肝-腸道、腎臟達成的。根據凱西的說法，四個排泄管道，每一個都必須在其個別的活動中保持平衡，而且在與同化相較時，成為一個適度平衡的單位。

根據我自己研究凱西解讀應用在常見呼吸道疾病的經驗，我發現，有許多方法可以幫忙解決這類問題，這一切顯然涉及在身體系統內建立平衡。身體這個部分的感染，大部分與組織的酸度過高相關；而且經常只要回復正常的鹼性平衡，就會讓身體的細胞能夠征服有傳染性的病菌。

吉姆是我的外國通訊會員，他發現了這個概念的真實狀況。經過為期四天的商務旅行，吉姆帶著重感冒和他所謂的流感回家，他幾乎有三件事同時發生：他想起了《研究暨開悟學會新聞資訊》（*ARE News*）當中的一篇文章：〈平衡——終結普通感冒〉（*Balance—The End to the Common Cold*）；同組研究的一名成員告訴他，在熱水中加小蘇打，有助於擺脫傷風感冒；然後他母親的一通長途電話提醒他，母親也經常建議在熱水中加小蘇打來治療普通感冒。

吉姆在一大杯的熱水中加入二分之一茶匙的小蘇打粉，然後慢慢啜飲完畢。他每小時做一次，直到上床睡覺，屆時已經喝了五大杯的水和二又二分之一茶匙的小蘇打粉。第二天一醒來，他又每隔兩小時喝一大杯蘇打水。那天他喝了許多的流質和柳橙汁。當晚，他參加了一場會議。傷風感冒不再，流感不再，但還是很虛弱。第三天，他工作了半天，早上和晚上都喝蘇打水。終於，第四天當天，吉姆覺得好極了，他完全回復正常。

然而，發生在吉姆身上的最大怪事也是最意想不到的。四個月以來，吉姆一直苦惱異常，因為腹股溝整區出汗過多、排尿不當、膀胱排尿不完全、以及「痙攣性」排尿。有時候，他亟需排尿，急到還沒進到廁所就弄濕了褲子。事實上，他總是隨身攜帶替換的內衣和另一條褲子，以便應付這類緊急情況。

如今，四個月過去了，他經驗到從重感冒復元的愉快心情，同時意識到，所有這些泌尿問題完全消失了。接下來六個月，沒有再復發。平衡啊！凱西在解讀時說道，有了適當的鹼性平衡，一個人就不會感冒。但吉姆發現，平衡的身體還可以衍生出其他的優勢。

凱西在一篇解讀中（8-2），建議一位經常感冒的女性，交替使用「甜味白芬劑」（Glycothymoline）和「李施德霖」漱口水，漱口後，將絕大部分吐掉，殘留的一丁點則吞下，然後每週要服用比沙可啶（Alophen）八十分之一格令（grain，一格令相當於〇．〇六四八克），同時也做正骨療法。所有這一切的目標都是協助她獲得平衡。

就我所見，多數人感冒的嚴重程度都超過了感冒本身，而且通常又染上某種程度的繼發性感染，感覺上不僅有點悲慘，還到了不得不請假的地步。因此我建議這些人淨化身體、增強循環，達到比較正常的酸鹼平衡，溫和地刺激相關細胞邁向較高階的功能，同時讓身體多休息。如今，透過自我提示作媒介，這些不同程度的生理輔助功能可以被挑起——這點毫無疑問。然而，我發現這是個不容易操作的媒介，因此比較仰賴一般醫療從業人員可以隨時取得的物理性方法。因此，我給出下述慣用程序：

一、溫水灌腸，加一茶匙食鹽、一茶匙小蘇打粉。

二、洗熱水澡，直到出汗為止，接著在浴室內輕輕搓澡，避免凍著。然後用等量的羊脂

（mutton tallow）、松節油（spirits of turpentine）、樟腦酊（spirits of camphor）製成的溶液，按照列舉的順序混合原料，按摩胸部、頸部和雙腳。然後裹得好好地睡上兩小時，且在接下來的幾天多休息。

三、最初二十四小時的飲食是水果和果汁，以及大量的水，然後逐漸加入蔬菜、清淡的食物、肉類，然後是澱粉，但要在接下來的幾天慢慢新增。飲食清淡是必要的，水果和蔬菜的作用，相當於你認為鹼性食物該有的作用。在這段壓力期，可以持續幾天，每餐補充一顆綜合維他命支持身體。

四、將一茶匙吸入劑加入九百公克裝的舊咖啡罐之中，加入沸水至大約三分之一滿。將一個紙漏斗倒置於罐子上，透過漏斗吸入罐中的煙氣，直到所有煙氣都被吸完為止。吸入劑的成分如下：

尤加利樹油（oil of eucalyptus）	90滴
精餾松節油（rectified oil of turpentine）	30滴
松針油（oil of pine needles）	5滴
妥魯溶液（tolu in solution）	5滴
複方安息香酊（compound tincture of benzoin）	110滴

如同凱西指出，吸入劑可以作為呼吸道內襯細胞的淨化劑，讓細胞可以表現得比較正

常。吸入劑不僅幾乎總是可以消除咳嗽，而且經常協助解決感染問題。然而，除此之外，它讓患者有事可做，對病患個人而言是有創意的，因為他知道，他正在促成自己的療癒過程——這比只是吃藥好多了。

雖然這個程序肯定不會百分之百治癒所有的傷風感冒，但它會促使絕大部分相信的人擺脫感冒。你可能會想：如此簡單的一組事物究竟是如何治療傷風感冒的？藉由給予身體足夠的協助支援，你重拾健康，而在健康的身體內，感冒是不可能存在的。其實就是那麼簡單。

凱西有許多的提示和療法，可以減輕普通感冒和感冒引起的咳嗽。針對個案585，凱西建議肝病瀉鹽（Sal Hepatica），三劑，各間隔兩小時；之後每一小時用半茶匙的弗萊徹牌瀉藥（Castoria）*，直到消化道被清除乾淨為止。同樣這名個案被告知要每隔四小時用熱水泡腳，治療發燒，且在泡腳過後輕輕按揉，從臀部按揉至雙腳，包括雙腳在內，用之前提過的等量羊脂、松節油、樟腦酊，按照順序加入混合。

有時也建議將這個組合用於咽喉和胸部以及鼻竇區——但通常在混合劑中加入等量的複方安息香酊。

註解

* 譯註：現在叫做 Fletcher's Laxative，是一種內含刺激性瀉藥的口服糖漿。

熏蒸浴加搓澡、蒸汽櫃治療、按摩、推拿治療、鼻噴劑，以及交替使用之前提過的甜味白芬劑和李施德霖漱口水漱口，各種咳嗽糖漿——在不同的情況下，這些顯然全都有助於使身體回復到正常平衡。

給予案例288-44的提示非常有意思：讓身體保持鹼性並排除寒氣。然後凱西說：「不要嗤之以鼻，好好擤鼻涕吧！不要怨恨！好好愛吧！」

肺氣腫是慢性、難以治療的肺部疾病，肺臟的許多組織已被破壞，沒有太多的氣體交換。當然，嚴重程度各不相同。我最愛的患者之一患有肺氣腫，一九六八年十月，我讓他開始用吸入劑，取自燒焦橡木桶裝盛的半滿蘋果白蘭地。他與他的老闆之間起了一點小爭執，因為老闆發現他的車——傑夫是田野調查員，經常開車——聞起來彷彿一間保存完好的釀酒廠，於是堅持要我寫信，說明傑夫正在聞嗅蘋果白蘭地的煙氣，不是在喝蘋果白蘭地。不管怎樣，蘋果白蘭地的煙氣開始生效，因為不久便進展到，這煙氣並不是特別在治療傑夫的肺氣腫，而是顯然在保護他免於呼吸道感染。與國家釀酒廠主管的通信證實，陳年白蘭地的煙氣，置於燒焦的橡木桶中，事實上使員工們在許多年期間免於任何類型的呼吸道感染。後來，我有機會好好檢查傑夫，發現從開始用蘋果白蘭地吸入劑，六年內，他的呼吸道沒有感染過任何一次。他的確得過一次流感，但就是一般的流感，他個人覺得並沒有影響到他的肺部或喉嚨。

凱西提示，將這種類型特別的吸入療法，用在幾乎每一個結核病個案身上。下述幾則摘錄你可能會覺得有趣又刺激：

準備一只燒焦的橡木桶，容量大約一加侖半（約五・七公升）到兩加侖（約七・六公升）。如果是一加侖半，就加入四分之三加侖（約二・八公升）的純蘋果白蘭地。

好好準備這只一端有兩個小開口的橡木桶。一個開口只當通氣孔，將一根橡膠、金屬或玻璃製的小管子插入另一個開口，不要碰到白蘭地，而是置於白蘭地上方的空間，然後將已蒸發的白蘭地煙氣吸入到喉嚨和肺部，如此一天吸入二或三次的白蘭地煙氣。這一桶應該要保存在比平時容易蒸發的地方；不要因為過熱導致蒸發量過大，但要足以製造出比慣常蒸發更大的蒸發量。不用時，請用軟木塞將兩個通風口緊緊塞住。

2978-1

……一天吸入這些煙氣二或三次。一開始，不要吸入太多。要把煙氣吸進去，不要吞下去。雖然吞下去不會有害，但對身體的幫助不是那麼大。這氣體不但可以抗菌防腐，而且，藉由增加體內應該要增加的屬性，幫助改變循環，讓這些化學物質以適當比例輔助身體同化和身體活動，或是整體的消化力，同時消除肺部感染的真正原因，然後我們將會發現，這麼做一定會逐漸治癒那些目前有缺口的部位，但不是治療大量活的結核桿菌，而是之前提到的沾黏可以因為深呼吸而得到更多的刺激。

5097-1

討論結核病最常見的問題時，凱西提示，這裡的基本發現是系統性鹼中毒，或者，說得更精確，身體的某些部分是鹼性的，以及問題在於，將糧食同化到循環系統的過程中，肺部系統本身缺乏適當的活動……主要是因為酸鹼失衡。

如凱西解讀中所見，哮喘的起因最常發生在神經系統——背部的壓力，有時是頸部的神經節或神經細胞。各式各樣的其他原因助長或實際引發哮喘病，例如，由於先前的急性或慢性呼吸道感染，造成發生在喉頭和支氣管的病灶，不然就是懷孕或出生時的難題導致神經節有問題。

哮喘患者的治療（從上述因素是致病原因的觀點）同時採用四種方法。首先，必須調整飲食。對多數哮喘患者而言，飲食應該要偏鹼性，因為體內的組織通常過酸。所以，應該要好好遵照的飲食，包含大量的綠色蔬菜和水果，禁止油炸食品，不吃豬肉，少吃甜食或高澱粉量食物，以魚肉、禽肉或羔羊肉補充蛋白質。其次，特定部位和綜合性的正骨調整應該以週期性的方式進行。第三，可能的話，應該要每週做大腸水療，持續二或三週，之後大概每月做一次；假使大腸水療不可行，也可以採用灌腸。

第四，凱西建議連續給予「原子碘」（Atomidine），以此平衡他認為缺乏原子碘的腺體系統。在個案1413中，凱西建議患者每天在半杯水中滴一滴，持續五天；接著停三天；然後每天兩滴，持續五天；接著再停三天；然後回到每天一滴，持續五天，加上休息三天，隨後每天兩滴，接著休息三天，然後繼續這樣的週期循環。經驗告訴我們，最好先將原子碘置於玻璃杯中，然後加入水，讓原子碘充分混合。當然，原子碘是處方藥，必須由內科醫師開立。然而，在醫學院時，學校並沒有教導以週期性的方式給藥，所以，凱西解讀中建議的給藥方法，對大部分醫生來說可能有點奇怪。

每日規律排便很重要，有時候是氣候上的變化，有時候吸入劑可以應急。目前已經為內科醫生們和ARE會員編寫了許多這方面的內容，凡是對凱西的哮喘相關提示深感興趣的人，應該要把這些資料找出來。

在撰寫凱西解讀詳述過的呼吸道過敏主題時，吉姆．夸科（Jim Kwako）博士指出，修正這些問題的物質身體應用面，聚焦在吸入劑、推拿、飲食控制。對於患有鼻炎、鼻涕倒流或鼻竇炎的個體，最常建議使用吸入劑，而且有許多所謂「含酒精吸入劑」配方。

凱西提示，這些是淨化劑，幫助呼吸道的黏

	㈠	㈡	㈢
穀物酒（強度至少90，譯註：含酒量45%）	4盎司 （約113g）	4盎司	2盎司 （約57g）
尤加利樹油	20滴	20滴	30滴
精餾松節油	5滴	5滴	10滴
複方安息香酊	15滴	10滴	20滴
松針油	10滴		5滴
妥魯（tolu）溶液	10滴	30滴	15滴
加拿大香脂（canadian balsam）		5滴	
苯甲酸愈創木酯（benzosol）飽和溶液		5滴	
精製木焦油（rectified creosote）		3滴	

膜抗菌防腐。在一篇解讀中，凱西建議使用一只八盎司（約二二七公克）的廣口瓶，以及一個有兩根玻璃管貫穿的軟木塞，一根玻璃管的末端呈球狀，如此方便置於鼻孔內吸入混合劑。凱西指示，不用時，瓶子要用軟木塞塞緊，使用前先搖一搖，接著分別用兩側鼻孔將瓶中氣體深深吸入肺部，早晚各一次。在某些情況下，凱西會指示透過嘴巴吸入氣體，但用法多樣——大部分是將煙氣傳遞到黏膜上方，藉此產生淨化的過程。

下述列出凱西解讀提示過的三種不同組合，顯示凱西的建議存在著某些變化。

一天一次內服五或六滴蓖麻油，往往有助於控制以及有時解決過敏問題。我們有時單獨使用這個療法，有時與本章中的其他建議一起使用。

鼻竇問題往往對甜味白芬劑包敷療患部有反應，我們還用過凱西在下述引文中提示的治療法。

> 按照所示，將羊油（mutton suet）、松節油、樟腦酊、複方安息香酊等油品加熱並混合。這些加熱後可以移除充血。因為每一種成分都對黏膜產生同樣的作用，可以透過滲透、療癒、安撫幫助緩解。
>
> 341-43

可以得到的結論是，某些因素影響到呼吸道中身體組織的鹼度，造成該區的神經控制失衡，或是打亂循環中的血液，導致肺臟和其他呼吸結構的細胞起變化。

舉個例子，狼吞虎嚥可能會產生問題，房間過熱、過度疲勞、失眠、氣流、雙腳潮濕或是溫度變化，都可能導致問題。有時候，單是憤怒就可以辦到，有時候，問題是太多的肉和澱粉造成的。原因很多。這樣的修正通常涉及不只一種治療措施，但始終需要努力建立更好的全身平衡。

第十八章

消化器官

在理解怎麼做可以輕鬆改善消化器官的總體運作時，我們需要知道，這些器官包含胃、胰腺、肝臟、膽囊、脾臟、十二指腸、空腸、迴腸，闌尾、培氏斑、腸繫膜淋巴結，以及與所有這些結構相關的血液和淋巴循環。在我們經驗到健康或疾病的過程中，情緒和引動消化器官的自主神經也扮演著關鍵的角色。

當我們仔細端詳，引動消化道的交感神經如何與副交感神經的相反活動協調消長，以便產生基本的蠕動或運動，使食物下達胃部和腸道，此時，這個過程開始變得複雜。然後，當我們考慮到胸腺（淋巴或單核吞噬細胞）系統，還有它在同化食物必需品時的主要作用，加上它用來保護身體免受異物侵害的方式，以及在維持酸鹼平衡方面所扮演的角色，此時我們看見，吃早餐不只是將食物放進嘴裡、咀嚼、吞嚥那麼簡單。

此外，我們需要理解經常被稱為「戰鬥或逃

跑」（fight-flight）腺體的腎上腺，它與位於腹腔中央的腹腔（太陽）神經叢關係密切。當危險出現時，或是當餐桌上爭議升起時，腎上腺會使整個身體處於警戒狀態，藉此關閉消化道的活動，同時將血液向外輸送至肌肉，讓肌肉可以準備採取行動。這樣的體內效應一部分透過激素產生，但主要是透過腹腔神經叢，也就是頭部以外的最大神經細胞叢集，為整個消化區提供交感神經纖維。假使體認到危險時所激起的身體能量，並沒有透過動作被驅散，那麼問題就會逐漸積聚在體內，最常停留在消化道之中。

所以很明顯，許多力道正在做工，協調各個途徑，讓食物進入我們的口腔，且最終成為全身細胞在活著的過程中可以集結的分子物質。當所有這些力道錯亂時，操縱這一切就變成極其艱難的任務。難怪腸胃病學是醫學領域的一門專科。

然而，同樣非常重要的是，要領悟到，人體只要得到適當的機會，就可以使其平衡回復正常，而且通常不需要做大量的推拿治療。這是消化系統以及身體其他部位健康的關鍵。

所以，我們可能會問，我們需要怎麼做，才能促進帶來健康的那些體內流程呢？

1. 保持適當的飲食。
2. 有規律的運動鍛鍊。
3. 重新評估情緒和態度，在顯示欠缺建設性活動的地方，採納新的情緒和態度。
4. 透過腸道修正不當的排泄。
5. 盡可能修正酸鹼平衡。

6. 根據需要尋求推拿治療。
7. 好好研究你的夢。
8. 務必禱告和靜心。
9. 視需要新增細節。

妥善照顧自己身體的過程中，千萬別忘了把自己的情緒包含進去；從脊髓向外走的神經是重點之一，尤其是背部第四至第九胸椎區；胸腺系統、內分泌腺體、副交感神經和交感神經系統，全都發揮了個別的作用；血液和淋巴管帶來給予生命的物質，並移除掉相關組織中的廢物。食物的同化和排泄活動始終持續不斷。該如何全面整合這一切呢？有時候我們辦不到，但總是值得嘗試，因為我們可能會成功。

預防措施

艾德格．凱西在睡眠中說了許多挑戰一個人想像力的東西。例如，我們都聽說過豚草（ragweed），這是最麻煩的過敏原之一。它似乎隨處可見，而且要不是灰塵和豚草，脫敏血清的製造商恐怕會悵然若失。提到豚草時，凱西常用比較浪漫的學名*Ambrosia*；他在這個非常麻煩的植物中看見了巨大的治療能力。

感謝鮑伯·克拉普（Bob Clapp）在維吉尼亞海灘ARE總部的詳盡研究，我們發現這種植物被製成補藥或茶時——根據凱西先生的說法——可以為整個腸道帶來較佳的運作狀態。它可以幫助肝臟的運行，改善排泄，做到各種了不起的事。好好聽聽節錄自凱西解讀的這一段：

> 那些屬性不是習慣養成的，用適量瀉藥創造促使消化道活動的環境又成效不彰（不論活動是與結腸或空腸或迴腸有關），然而只要身體系統有定期吸收那些屬性，就一定會以某種方式改變振動，促使同化繼續得到淨化，同時幫助胰腺、脾臟、肝臟、肝臟循環保持正常的均衡。這些屬性存在於以下述方式製造的豚草之中：六盎司（約一七〇公克）的蒸餾水，加入三盎司（約八十五公克）的「青綠」豚草，浸泡足夠的時間，浸泡至剩下一半的量。然後過濾，加入二盎司（約五十七公克）的純糖漿，以及一盎司（約二十八公克）的穀物酒。服用前先搖勻溶液。需要服用時，劑量是半茶匙，一天兩次——或是大約一個月一段時間，連續服用三或四天。這將有助於消化系統，也會幫助整個排泄系統。
>
> 454-1

飲用這樣的茶可能是預防腸道難題的絕佳方法。此外，不要吃太多，吃合理的鹼性反應飲食，不要在吃飯時與配偶起爭執，偶爾服用維他命，與自己及他人和平共處——所有這些都是絕佳的預防措施，可以避開造成身體驚叫：「我就是無法忍受那種情況！」或者，那可能使你不反抗你最愛的敵人的「惡毒」，實際上，敵人可能就是你自己。以此方式，我們可以預防胃潰瘍或是膽囊炎發作。

落實預防措施，無論是透過上述方法，還是經由禱告和靜心，藉由夢的指引，憑藉生物反饋法取得洞見，或是引導式心像法，一旦預防措施在體內取得了立足點，就比較容易修正某個醫療問題。

胃

胃潰瘍一旦治療成功又再復發，往往很難得到妥善的治療。或許這可以歸因於不易改變的情緒和態度反應，或是根深柢固的病變。然而，有時候對治療的反應非常令人滿意，患者和治療的醫師都快樂歡喜。梅達（S. J. Meda）醫師是我們的轉診醫師之一，據他描述，他曾為一名三十七歲的男子治療消化性潰瘍出血（經X光檢查證實），在症狀緩解了整整兩年半之後，患者經驗到間歇性反覆發作，嚴重程度中等，持續了四至五個月。體檢並沒有真正重大的發現，只是消化不良、不適、有「氣」；沒有再照X光。

這個病例的治療圍繞著凱西資料中關於飲食的幾則精簡提示。梅達博士提出新鮮蔬菜、優格、麥麩、葡萄、牛奶、大量的水構成的一套膳食；他要這名病患避開精製的糖和麵粉、碳酸飲料、油炸食品，然後指示患者在飯前飲用番紅花茶。患者的反應非常令人滿意，症狀在四天後完全消退，直到梅達醫師提出報告時，也就是這套膳食啟用之後數週，都沒有再復發。以此例而言，凱西解讀還會建議增加魚肉、禽肉和羔羊肉作為基本膳食，同時繼續執行上述限制。

飲用大量純淨的水可以帶來胃的淨化。不管怎樣，凱西對好幾位發炎嚴重的患者提出榆樹水，而且建議這些人只喝榆樹水。準備榆樹水時，可將一品脫（約〇．四七公升）的榆樹粉加入放了一顆冰塊的一杯水中，讓如此的混合物浸泡三分鐘，然後涼涼地喝掉。榆樹水顯然抵消了存在的酸性。

黃色番紅花或美國番紅花製成的番紅花茶，也經常在凱西解讀中被建議用來「好好覆蓋整個胃」。這茶應該要在餐前飲用，可將三茶匙番紅花加到十六盎司（約〇．四五公斤）的熱水中，浸泡半小時至四十五分鐘，製成番紅花茶。不過，如果一餐完全由生鮮蔬菜構成，那就不必事先飲用番紅花茶。偶爾，凱西建議每餐飯後服用一茶匙鎂乳（Milk of Magnesia），目的在淨化和鎮靜胃的症狀。

針對一位之前曾在其他方面接受過凱西指導的五十九歲男子的提問（389-9），凱西提出了好幾則改善同化的建議。首先，他給出關於膳食的指示，類似上述提過的那些。其次，凱西建議經常按摩，特別是要這名男子定期接受電動按摩器按摩治療，使用振動器沿著整個脊柱和四肢按摩。最後，他被告知，在吃大餐後半小時，服用一茶匙的成藥鉍索多耳（Bisodol）。

一名經歷過相當情緒緊張的女子（2452-1）當時有消化困難的毛病。凱西對她提出了下述療法：當天吃過大餐後，服用加入水中的六滴乳酸化胃蛋白酶酏（Elixir of Lactated Pepsin），持續兩天；第三天，在三分之二杯的水中加入十滴乳酸化胃蛋白酶酏，然後加入二分之一茶匙的鉍乳（Milk of Bismuth）；然後，第四天，她得到的指示是做大腸水療。此外，凱西還建議她做振動按摩治療。

對於正在經歷胃酸過多的男性（19-3），凱西提出了不同的療程。使用甜味白芬劑或拉沃瑞司（Lavoris）*之類的鹼性物質作為漱口劑，吞下口中殘餘的幾滴；此外還建議番紅花和洋甘菊茶，各半組合，浸泡三十分鐘，一天飲用幾回。然後，第二天，服用一茶匙的鎂乳和一茶匙的鉍乳。每天交替遵照這個程序，第三天則可以施予按摩。

膽囊

雖然胃酸過多和胃潰瘍是消化和同化的腸道器官中最常見的問題，但膽囊毛病八成緊追其後。許多人認為膽囊炎（膽囊中有結石的炎症）有時間順序：先是發炎，之後結石生成。即使在針對這個理論辯論時，膽囊病變生成背後的真正原因，目前仍舊在某種程度上是模糊不清的。情緒肯定扮演很重要的角色，或許是情緒創造出結構，讓真正的問題在其中逐漸產生。

根據布里斯托爾大學（University of Bristol）的希頓（K. W. Heaton）博士，向英國醫學會（British Medical Association）提交的一份報告，膽結石以及必須有結石形成才得以存在的潛在膽囊疾病，其實是文明和精緻化的產品。他指出，真正的罪魁禍首是精製的含醣食物，經常攝入這類食品，導致體重增加，而且這類食品較甜、較容易消化，但含有的必須纖維較少，加上體積不大，耐嚼性較差，最終較不令人滿意。因此，為了膽囊的利益，每一個人都有責任自行養成非精製食品的膳食。在超市角落販賣的未精製產品當中存有這類纖維，那是預防腸癌的最佳選擇。

凱西解讀中，針對膽囊病患給出的相關膳食建議始終是一致的：

> 一般膳食大概是：
>
> 早上——燉過的水果，搭配米糕，或是全麥麩餅，或是粗磨餐餅，明白嗎？些許茶或咖啡，不要太濃。

註解

* 譯註：加拿大品牌漱口水。

中午——可將許多的綠色蔬菜好好製成沙拉，食用時，可淋上以油為基底的調味汁；也就是說，無論是法式沙拉醬還是美乃滋都行。這時候，最好喝些某種性質的奶，最好是白脫鮮乳（buttermilk），或是經過適當發酵的奶。

晚上——少量的肉，但應該只吃不帶脂肪的肉。

356-1

談到飲食，要遠離油炸食品。要確實增加生鮮食品的量；也就是萵苣、芹菜、胡蘿蔔、白蘿蔔，凡是可以製成沙拉食用的食物，有時淋上美乃滋，有時則加些明膠（gelatin）。

5024-1

凱西資料中，最常用來治療膽結石的是一種謹慎的療法。首先修正患者的膳食，然後患者往往被施予推拿治療，同時連續幾天針對腹部敷用蓖麻油包。接著口服橄欖油，分量因人而異，根據個人的胃的耐受度，分量從一茶匙到半杯或更多。但謹慎是關鍵，而且這些程序要不斷重複，直到症狀緩解為止。多年來，我們收到的報告都顯示，只要遵照這些建議，成果立即顯現，結石會通過膽汁和共通管道，排入腸道。

我們需要理解，凱西用什麼樣的視角，定義他在被解讀者身上「看見」的內容。這些被解讀者總是被視為個體，被看作是具有創造能力的「獨立存在體」（entity），實際上已經創造了存在於這個身體中的疾病過程。因此，膽結石本身其實不是獨立存在體，也不應該被當作獨立存在體；更確切地說，每一個人，透過一系列處境，在自己體內建立起生成結石的潛力；結果，在某人身上產生巨大的石頭，在另一人身上產生葡萄大小的石頭，在第三人身上產生碎石。由於此病在每一個人身上的病因或起源不同，所以凱西認為，應當分別提出治療方案。這並不意謂著，標準治療方案不是一件好事，而是，每一個人都應該被分別看待，醫生或治療師應該要好好考量這個個體的本質。因此，對某人而言，外科手術可能是移除結石的唯一方法，然而對另一個人來說，只要症狀和治療正確，就可以輕而易舉地排掉結石。

在解讀5060-1當中，凱西看見了膽囊中的沉澱物。他的治療方法很簡單：連續五天用蓖麻油包熱敷腹部，然後開始口服橄欖油，每四小時一茶匙，連續五天。為解讀編號2278-1的男子設計的則是不同的治療方案，這人也被告知每天熱敷蓖麻油包，連續五天，但在執行這些的同時，他還應該要右邊向下側躺，用一顆枕頭枕在膽囊區下方，方便膽囊排出液體。然後，在熱敷一連串的蓖麻油包之後，他還要服用兩茶匙橄欖油。第三個治療方案是提供給案例1857-1的，這名男子被告知需要治療好幾週，每週連續三天使用蓖麻油包熱敷，且在每回熱敷後服用兩茶匙橄欖油。

在其他解讀中，凱西也經常建議更大量或更少量的橄欖油。他幾乎總是推薦使用蓖麻油包。膳食始終是治療的一部分。有時他會提示按摩腹部，有時推薦大腸水療法或正骨療法，有時則使用電動振動器按摩脊椎區。

這裡有一則故事，講到膽囊以及最近剛成為ARE會員的一名女子的膽囊病痛之苦。她寫了這封信給我，談到這段經驗改變了她的見解：

我曾經飽受十五年或更長時間的腹痛，但一直以為只是「脹氣痛」。因為我有潰瘍病史，加上不是一個一有小疼痛就急著找醫生的人，所以默默地忍受煎熬。我總是隨身攜帶小蘇打。

然而，去年秋天，在ARE待了一陣子返家後（我最近才成為學會會員），我發現個人生活處在非常不安的狀態。過去通常飄忽不定、來來去去的疼痛，此時總是與我同在！飯後不到一小時，尤其是晚上，我會疼痛加倍，然後每天晚上花好幾個小時在庭院裡走來走去，試圖獲得緩解，直到最後精疲力盡，才有辦法睡覺！

因為悲慘，我自然而然地求助於神。然而，私生活的動盪似乎妨礙著我慣有的和諧融洽。我不斷與自己的仇恨、恐懼、懷疑、解體對抗爭鬥！

一夜，我獨坐到大約凌晨兩點，一直翻著艾德格．凱西和ARE的著作，希望找到答案——某種可以嘗試的治療方法。在我眼前的是那本《基督的手掌》以及學會的頭號黑皮書（**Black Book**）。我隨意打開黑皮書——我並沒有立即低頭看，而是坐著，凝視虛空。當我終於低頭看著攤開在眼前的那本書時——在那裡，右頁的頂端，有兩個沉重有力的黑體字——**膽囊**。我驚呆了，立馬讀了那篇文章，一字一句印在腦海裡，一股美妙的釋然感向我襲來。我明白了，我明白了啊！

只是簡單的蓖麻油治療，在腹部上方加熱敷墊，而且要敷在膽囊上方，連續敷三次，休息三次，外加隔天服用純橄欖油。凌晨兩點鐘，不是開始蓖麻油治療的時間，所以我上床睡覺，明白我的搜尋終於得到了回答。

第二天晚上，我選擇九點鐘開始治療。緩解顯然是立竿見影！依照建議連續做了兩個療程後，疼痛完全消失。我繼續治療了三個多月，然後休息幾個月，而疼痛不曾再復發！只要我喜歡，幾乎什麼都可以吃，沒有什麼不良的後遺症。

此時，怪事出現了！

我從來沒有跟任何人討論過我的經驗，但一位朋友抱怨她犯胃疼，問我怎麼處置我的毛病。我回頭搜尋那篇文章，多次查找了黑皮書和那本《基督的手掌》，但那夜我看到的內容卻不復存在！

肝臟

膽囊，在某種意義上，只是存放處，貯存肝臟生產的膽汁，因此，可能需要膽囊才能生產膽汁並在需要時將膽汁注入十二指腸。肝臟將膽囊塞在大片的肝臟底下且遮住膽囊，這令外科醫生有點難以執行移除膽囊的任務。然而肝臟是大器官，當然也是整個人體中最重要的器官之一，它的功能眾多，一直被稱為「偉大的解毒劑」，而且產生的淋巴多過身體的任何其他部位。肝臟分泌的膽汁不但有助於物質的排泄，更能幫助消化。在我們的大部分維生系統中，肝臟是相當重要的。

肝炎是影響肝臟最明顯的問題。傳染性肝炎，通常對使用蓖麻油包以及強力的支持性飲食養生法反應良好。其中一個最令人滿意的反應發生在一名五十九歲的男子身上，這人染上了肝炎，外表卻是明顯的腸道流感。他第二次來到ARE看診時，顯然，我們的原始診斷並不正確，他的傳染性肝炎變得很明顯，還有化驗結果支持。因為腹部膨脹和不適（當初就是因此才進到診所看診），這人已經按照我們的建議，開始用蓖麻油包熱敷腹部。

因此，在他第二次看診時，儘管看起來有黃疸（泛黃），但卻覺得稍微好了些。他的肝臟從肋骨邊緣向下腫大二至三根手指的寬幅。他的飲食主要是透明液體和基本上清淡的膳食，澱粉或蛋白質很少。他每天進步，第五天，他開始食用以攪拌機將水、不加糖的冷凍水果、蛋白粉、酵母粉打成的混合物。膳食中新增了魚，而他每天報告臨床改善的情況。他適合下床走動，但被鼓勵要多休息。他的化驗結果從第二天的高數值，改善到第二十八天的所有報告均正常。SGPT（血清麩丙酸轉氨基酶）計數是最後一項回復正常的，從第一次測得的七五五高檔，掉到最後一次測得的四〇。黃疸迅速消失，血液中的總膽紅素在第十五天回復正常。第十九天，患者獲准返回工作崗位，覺得各方面均正常。飲食仍舊保持清淡，魚肉、禽肉、羔羊肉是僅有的蛋白質，搭配在膳食清單上高居要角的蔬菜和水果。之後兩個月，繼續維持攪拌機製成的混合食品以及上述膳食。每天繼續熱敷蓖麻油包，持續三週，之後一週只熱敷三天，持續三個月。

我們診所的一名護士之所以能夠完成護士訓練，得力於：在短暫的假期以及自行診斷後因病告假期間，她遵行了類似上述的養生法。她沒讓學校知道細節，反倒採用了蓖麻油包、特定膳食，以及一些靜心經驗，使她重新洞悉自己，幫助澈底清除那些症狀和異常的化驗結果。假使她再缺課，學校會不允許她回去重修，所以這對她來說是關鍵時刻。

與肝臟、膽囊和胃部相關聯的疾病，構成上腸道中經驗到的大多數難題，此外還有脾臟和胰腺功能障礙。最常見的胰腺紊亂是由胰腺中胰島的功能減弱引發的。這個症狀我們稱之為糖尿病，或是血液中糖分過多。

酸鹼平衡

根據我的經驗，留意並努力修正酸鹼平衡，幾乎可以改善消化器官及其神經和血管供應的一切功能。測試唾液或尿液的pH值，得到的資訊向來不夠充分，因為血液中的pH值恆定，而身體的細胞卻可能變得略微過酸或過鹼。其實在任何器官、腺體或系統正在運作的細胞之中，某個有害性質的影響可能引發身體的某個疾病。

很難逕自斷定某個物質身體究竟是過酸還是過鹼。凱西提示，類風濕性關節炎和硬皮病這類嚴重的慢性疾病是過鹼，這是較難修正的病症。凱西還提示，如果一個身體保持微鹼性（那是正常的），那個身體永遠不會感冒。顯然，當身體變成微酸時，防禦力會稍微下降。

有些食物（主要是澱粉、甜點、肉類）本質上是酸性反應。有些食物是比較中性的，譬如牛奶。還有其他食物在體內的反應是創造鹼性狀態（主要是水果和蔬菜）。這意謂著，如果嚴格遵守某套膳食，如果這套膳食主要是由鹼性反應的食物構成，就可以在體內產生比較鹼性的狀態。當然，反之亦然。這有助於理解，遵照特定的飲食習慣時，身體會發生什麼事。凱西指出，甜食、巧克力、澱粉，是痤瘡和牛皮癬等皮膚問題的主要誘因。或許這些問題是皮膚在反應血液中需要被排泄的無用物質超載了。

此外，某些我們人類參與的活動，促使身體細胞變得更酸或更鹼。運動鍛鍊可以產生輕微的鹼性。久坐的工作、思考、用頭腦而不動身體、大驚小怪、爭執、擔憂——所有這一切都會製造更大的酸性。與運動鍛鍊相關聯的神經系統活動是交感神經，這與腎上腺的輸出相關，可以產生輕微的鹼性。另一方面，副交感神經系統在擔心、思考、久坐、爭執、大驚小怪等等期間是活躍的。迷走神經（頸部的副交感神經）的功能是分泌酸到胃中，以此作為消化過程的一部分。另一方面，腎上腺（交感神經）透過它在運動鍛鍊時的功能，促使胃部活動停工，阻止酸流入胃中。

為了簡單起見（不見得是基於準確性），我們可以把事情看作是：擔心和思考以及緊張可以激活副交感神經系統，那會耗盡身體內的鹼並產生酸。而運動鍛鍊為交感神經帶來的情況恰恰相反——耗盡酸並產生鹼。一般而言，身體勞動的人們確實不是潰瘍族群，不太需要活動身體的工作族群比較容易罹患潰瘍。同樣導致潰瘍的壓力、擔憂和挫敗，可能出現在任何一個族群之中，因此，緊張引起的過酸是所有族群的共同問題。

帶來修正意謂著許多事。要做到這點，可以單純地新增之前討論過的指定膳食或運動鍛鍊，促使身體更加鹼性並改善排泄——因為血液中的「浮渣」導致淋巴流中斷，順帶一提，淋巴流通常呈鹼性。當淋巴變成微酸時，淋巴細胞就無法好好發揮作用。而且對疾病的抵抗力降低，因為淋巴細胞是血液中的主要防禦者，凱西稱之為「戰士」。

酸鹼平衡的修正可能需要改變生活型態。這可能意謂著，採納某種看待事物的新方法，如此，出現的才會是滿足而非挫敗。始終有至少兩種看待事物的方法，那可能需要培養不同的態度。「首先，改變你對心智和靈性的態度，然後做到這些事情。」凱西時常如此表達這套要好好記住並好好實踐的基本準則。

第十九章

下腸道問題

下腸道及其相關聯的結構與消化器官密切相關，因為如果同化與排泄之間沒有達到平衡，下腸道的健康就不可能長久存在。在比較常見的疾病中，我們將在本章細談的是便祕及其相反的腹瀉。結腸炎可能是一種比較嚴重的情況，涉及不當排便，或是更常見的過度排便。憩室炎是腸道分支出來的囊狀物發炎，也是許多人的問題。最後，談到發生頻率幾乎與便祕相同且往往似乎就是便祕造成的痔瘡。

由於整個大大的下腸道是本章討論的唯一主要結構，因此需要關注的功能並不多：腸道細胞本身、淋巴和血液供應、指導整個腸道活動的自主神經纖維。然而，儘管顯然很簡單，但或許因為對全身功能來說極其重要，所以下腸道問題的存在比身體任何其他部位更加頻繁。人們可能是慢性便祕或是急性腹瀉。腹瀉或痔瘡是經常關心的重點，而針對下腸道及其功能的心理「固著」（fixation）也屢見不鮮。心理學家們體認到，不表達自己的思想、感覺和情緒的人通常會抱怨便祕。在身體上，他們抓住某些東西，在某種意義上，等於是向世界顯現他們無法用言詞表達的訊息。

對於修正便祕，雖然我的病人和通信會員並不像對使用吸入劑解決傷風感冒那樣興奮，但它無疑是重要的，因為身體需要排泄那些我們認定是廢物的物質。如果不那麼做，就會死亡；這點很重要。此外，如果身體那個部分的功能長期受到干擾，那麼下腸道的症狀通常會很早就顯現出來，而且身體其他部位最終會生病。要麼排泄的工作轉移到另外一個排泄器官，導致該功能超載和故障，或是毒素的積累和代謝的副產品，破壞性地影響到消化的功能或脈管系統。健康的平衡意謂著，同化和排泄兩者必須正常運作。這個事實是沒有辦法避免的。

憩室炎

下腸道的功能升級意謂著，促使蠕動（波浪狀的肌肉收縮）和直腸肌肉的神經供應回歸正常。這表示，為腸壁提供充足的血液供應；透過淋巴管和腸道的結節以及腸繫膜（將腸子連接到後方腹壁的膜狀褶皺），促使淋巴流回復正常；淨化這些細胞，給予刺激，促使細胞正常回應。這些目標很少可以輕易達成，主要是因為心智和情緒與身體的功能密切相關，而且改變一個人的態度總是困難重重。畢竟，我們已經秉持那些態度好長一段時間了；然而，有時候，非常簡單的身體層面的程序，可以帶來需要的意識轉變，並因此產生巨大的反應。

我的人生特權之一包括：有機會數度拜訪艾德格．凱西唯一在世的姊妹薩拉．赫森（Sarah Hesson）。她最近寫信告訴我們，她用蓖麻油包的心得：

寫信給你是要告訴你我最近使用蓖麻油包的經驗（不管怎樣，我完全被迷住了，因為我總是從蓖麻油包得到非常美妙的好處）。

一年前，我住院，照了許多的X光片，葛普頓（Gupton）醫師告訴我，除了幾處骨折，我還有「憩室炎」，那是不容忽視的。然而，上星期，晚上時間，我的結腸痛了起來，很嚴重，儘管一會兒痛，一會兒不痛。我上床睡覺，沒有採取任何行動緩解疼痛，但我在凌晨醒來，一樣痛得厲害，於是我起身，綁了一塊蓖麻油包，敷在肚子上，然後又上床睡覺。就這樣敷了幾個小時，我感覺到疼痛的嚴重度消退，中午時完全消失，而且沒再復發。不管怎樣，我連續敷了三夜，而且比較留意飲食。我覺得實在是太神奇了。

經驗教會我們，與憩室病相關聯的多數問題，都可以得到控制，藉由定期使用蓖麻油包，同時逐漸讓飲食包含——更多有此問題的患者通常會拒絕的——粗糧。憩室炎（發炎）以及沒有刺痛感的憩室病本身，最常與便祕相關。我從不曾在X光片上見過憩室或囊狀物實際上出現又消失的證據，但我確信，這事可能發生。需要的是永久改變當初產生這個病症的功能、思想、情緒、生活型態。如果從這個方向開始，同時貫徹施作在身體上的療法，那麼腸道的改變就可能到來。

便祕

便祕最常起源於身體的同化系統製造出來的酸性。誠如之前討論的，凱西解讀指出，壓力、緊張狀態、爭執、不合、憤怒，以及腎上腺活動造成的其他負面表現，會將這類酸性帶入胃部和十二指腸區。

由於胃中存在的酸過量，我們的淋巴功能減弱，造成肝臟不活躍；這導致酶的產量逐漸減少，適當的消化和同化隨之減弱。結果，這明顯削弱了可用於產生正常排泄的力道。因此，其他時候身體可以接受的各種食物變成了毒藥，於是系統超載，負荷了過多「已用過和被重複利用的力道」，包括：新陳代謝的最終產物、被身體重複利用的食物、不當的新陳代謝產生的物質，以及經由下腸壁被重新吸收的腸道廢物。發生這情況，就會出現可能被描述為腸道消化不良的症狀，導致糞便堆積在大腸之中。這類症狀就是我們所謂的便祕。

必須認識，便祕是由各種類型的疾病造成，但如上所述的發展大概是最常見的。頸椎、背椎、腰椎區的不同壓力和輕微錯位，幾乎總是與便祕相關，而且有時候正是便祕的原因。

將不當的飲食（例如引起酸反應的肉類加馬鈴薯）當作常規奉行，也是便祕的一大因素。

便祕的後果一直被低估，很可能是因為大家不理解。當毒物的毒素被重新吸收進入循環時，肝臟就會失去排泄，以及分泌那些應該要分泌的物質的能力。腎臟通常會因為排除體內物質的功能負擔過重，而對肝臟的活動日益減弱做出回應；於是出現排尿困難和尿痛，這與腎臟、膀胱發炎、與腎臟系統相關的管狀器官發炎有關。然後我們的另外兩個排泄器官，皮膚和肺，被要求更有力地運作，以便使身體保持合理的整體平衡。一開始出現的可能是口臭、呼吸道疾病或是各種皮膚紊亂；但是當情況一路推進且變得更加嚴重時，就可能會出現與這兩個系統相關的嚴重疾病。

凱西怎麼解決這樣的問題呢？他給予每一個人的方案都有點不太一樣。不過，我認為你會發現下述這個方案有趣且極具代表性。他討論的是神經系統。

……在此我們發現，存在體心智上的「擔憂焦慮」系統中，已經有大量的進帳——那裡的事，許多從來沒有發生過，許多可能永遠不會發生，但這些有時候變成身體的干擾，好像它們也是人生經驗的一部分。

就是這個傾向，將那些貫穿身體神經力道的抑鬱，帶給整個系統。

所以，由於活動放緩了，情勢所逼，腦脊髓與交感神經系統之間需要有更好的協調——尤其是背部第九胸椎附近；放鬆上背部和下頸椎整片區域，同時修正一下薦骨和腰椎區。這些區域的放鬆應該是彼此相對的，也就是說，首先放鬆從背部第九胸椎到頸椎那些區域，然後是腰椎和薦骨區，最後是協調背部第九胸椎以及頸椎和上背部。這些治療要一週施行兩次。

此外，我們要盡快開始實踐——明天或後天，明白吧——來一次高位結腸灌洗（high colonic irrigation）。接著大約十天後進行另一次。然後大約兩週後再進行另一次。然後再下一次或許是一個月後。做正骨療法的同一個人應該要做大腸水療，明白嗎？

隔天要做結腸灌洗的前一晚，明白吧，我們要用蓖麻油包熱敷肝臟和盲腸區——也就是，沿著身體右側。需要至少三層絨布的厚度，製作沉重的「蓖麻油包」，然後直接敷在身體上至少二或三小時。蓖麻油包上方可以放個熱敷墊，以此保持同樣的熱度——不要熱到超過結腸灌洗的溫度，但要足以放鬆身體系統，如此，結腸灌洗才會——逐漸地——減輕這個過剩的症狀，敷在膽管和肝臟區上。只有當隔天要做高位結腸灌洗的時候才敷蓖麻油包，明白嗎？

不要服用大量藥物。若要確保成效，可在必要時用瀉藥；但對這個身體來說，我們會建議服用水果鹽瀉藥。以羅果子鹽（Eno Salt）會非常適合，那是一種水果鹽。

膳食方面——保持攝取大量的果汁和大量的生鮮食品，尤其是當天的某一餐；不管是晚餐、中餐或是哪一餐都行，由身體決定。完全、永遠禁止油炸食品喔！綠色或新鮮蔬菜非常適合……

1930-1

另一個例子中，腎臟和胃已經因為重新吸收身體廢物而受到影響，凱西提出了鉍乳和乳酸化胃蛋白酶酏以及正骨療法，但以下是他對便祕的相關建言：

不管怎樣，我們要更加留意飲食；而且隨著季節的變化，最好吃更多的蔬菜，至少一或兩樣蔬菜，或是某個蔬菜生食（但新鮮）的組合。

以羅果子鹽——每天早上用餐前服用一茶匙，連續五天，接著休息一星期，然後再開始，這個程序要重複三到四輪——有助於淨化系統，也是一種溫和的活動，幫助腎臟減輕來自系統的浮渣。

1191-3

一名十九歲的男孩罹患了蜂窩組織炎（皮膚底下的組織發炎）。凱西提示局部施作，但同時指出，需要透過腸道做身體淨化：「我們會給予蓖麻油作為排除劑；隨後四十八小時，多次服用少量的弗萊徹牌瀉藥。」

670-3

我認為，凡是病例嚴重發炎，身體正在排出毒素和進入循環的死細胞渣滓，必須增強和幫助排泄，才能讓身體充分發揮功能。大部分的內科醫生並沒有體認到這點——純粹是因為醫學院的壓力不是針對功能的應用生理學，而是針對疾病的治療。

對兒童，凱西通常建議弗萊徹牌瀉藥。一名六歲男孩一直斷斷續續發燒，而且「整個消化道充血」。針對他，凱西提出了下述建議：

我們發現，由於沾黏，盲腸和肝臟區有些不適。

我們會先用蓖麻油包熱敷盲腸和乳糜管區，熱度視身體的承受度決定；首先，要放鬆身體，明白吧。

然後，在蓖麻油包熱敷三到四小時之後（當然，冷了就換），我們會開始分多次少量給予弗萊徹牌瀉藥，移除整個系統中製造毒素的糞便。這瀉藥應該要分多次服用；也就是說，每半小時半茶匙，直到整個消化道有二或三次充分而完整的排便運動。

927-1

搜尋凱西解讀可以明顯看出，潔淨身體的一個主要方法，是幫助消化道避開生病時經常發生的事——也就是，將身體生命活動的產物重新吸收到血液之中。這些產物需要從血液中被排除掉。除非維持住正常的腸道活動，否則對身體其餘部位的影響恐怕非常深遠，而且有時候可能相當嚴重。

痔瘡

便祕有一個比較麻煩的併發症或結果，就是血管起變化，叫做「痔瘡」，出現在肛門口。這症狀是肛門區靜脈的完整性故障了。由於使勁，靜脈壁擴張，問題逐漸出現。如果你希望透過醫藥而不是外科手術解決這個問題，痔瘡是很難治療成功的。被我治療過這個毛病的多數患者，都不願意經歷凱西建議的步驟。遇到痔瘡之類的問題時（一個大家不喜歡談論且似乎不那麼嚴重的問題），每一個人都很難用始終如一、改變生命的方式去改變習慣。不管怎樣，這類問題的背後還有問題，而我們終究必須與自己面對面。以下是凱西對一名罹患痔瘡的六十二歲女性說的話：

回答2：改變身體的狀態。要準備注射用的組合油。這可能會造成些許刺痛，但經常使用，大約每十天一次，就可以完全消除這些症狀。將兩滴石碳酸（carbolic acid）滴入一盎司（約二十八公克）的甘油中，澈底攪拌，然後加入二盎司（約五十七公克）俄羅斯白油（Usoline）。充分攪拌、混合或搖晃，然後用嬰兒注射器注入直腸——如此劑量應該足以注射至少二或三次。這將會移除掉直腸的張力。更重要的是，以上述方法激起循環和排泄，去除有毒的力道。這將會消除十二指腸、整個消化道的疼痛，同時緩和心臟、肝臟、腎臟的張力。而咽喉問題應該在前幾回針對膽管和盲腸區施作時就解決了。

3550-1

這篇解讀中提到的「施作」與敷療腹部的蓖麻油包有關。凱西還提出了大腸水療、含金縷梅（witch hazel）的熏蒸浴、一般的全身按摩，以及某些飲食注意事項。這些建議照例瞄準體內需要關注的特定症狀，但更重要的應該是，針對平衡能量和神經系統以及全身的循環。再次強調，凱西給出解讀時，講的是整個身體，而我們治療且試圖復歸完整的也應該是整個身體。

凱西經常推薦一項鍛鍊來緩解痔瘡，就是：雙臂高舉向上伸展，臀部肌肉縮緊，然後向前彎，每天規律地重複幾回。鍛鍊期間，要踮起腳尖站立（這使得這項鍛鍊變得更加困難），而且每一回合還要前彎六次。

結腸炎

結腸炎（colitis）是指結腸發炎，通常是相當嚴重的疾病，可能發生在非常年輕時或是成年以後，可能是痙攣性結腸炎或黏液性結腸炎。發生在此的問題，就跟便祕一樣（雖然結果不同），總是與淋巴紊亂有連帶關係。某個有時發炎的症狀，涉及其中的包括：整個腸道的乳糜管、淋巴管、淋巴結和培氏斑。由於腸壁發炎，淋巴液本身往往變成毒害整個身體的元凶，尤其是毒害肝臟。由於此毒性作用於培氏斑和乳糜管（兩者都與同化過程密切相關），所以攝取的食物不再能夠被適當地同化，從而準備好參與身體組織的重建。

一名一個月大的嬰兒因為急性結腸炎來找凱西解讀（個案編號2892）。孩子接受治療後的反應立即而戲劇性，方法包括：急劇減食療法；一天三次，每次兩滴甜味白芬劑；每日用內含甜味白芬劑的灌腸水灌腸（有時候先用橄欖油灌腸）；一天二或三次，將甜味白芬劑包置於整個腹部上，熱度在可以忍受的範圍內，放置直至冷涼（大約十五至二十分鐘）；每小時一或兩滴弗萊徹牌瀉藥，直到每二或三天排便一次；白天微量啜飲每天新鮮製成的黃色番紅花茶。才幾個小時，寶寶就恢復了，但治療一直持續到寶寶的身體更正常些。這似乎總是應該要遵循的規則：不要只是擺脫症狀，而是要努力讓身體返回到正常的狀態。

所有這些例子當中，凱西並沒有提醒忙著尋找答案的人們，他們對靈性事物應該要秉持更好的態度，他們應該要每天靜心或禱告，或是施作所有方法時應該有的態度是：將完整圓滿帶到聖靈在身體組織中做工的一切活動裡。他顯然遵循了他對另外一個人的建議：「如果你有蓖麻油意識，就用蓖麻油吧。」當人們要求幫助時，幫助以對方可以理解的方式給出。如果對方遵照指示，仔細地、有耐心地、持續不懈且始終如一，就會產生正向的結果。凱西曾經說過，一茶匙蓖麻油裡的神，與一次禱告中的神一樣多。

治療成人的結腸炎時，故事有點不一樣。他對某人提出的膳食是：

遠離肉類，只可以吃魚肉或禽肉，而且這些禁止油炸。任何類型的油炸都不行。寧可吃建構身體和給予氣力的食物——尤其是大量的水果、果汁——當然也包括柑橘類果汁。可將些許檸檬與柳橙汁混合。大量的李子、蛋奶李子甜點，大量的鳳梨，諸如此類。所有這些是主角，但不是所有飲食都是這些。戒掉大量的酥皮點心。飲食中可以有麥芽奶和這類性質的乳品。不要吃太多的糖果或甜食，不過偶爾可以喝些巧克力或可可之類的飲品。

2085-1

根據凱西解讀的說法，讓淋巴腺復歸正常包含六個步驟：

1. 休息。
2. 消除發炎的過程。
3. 舒緩淋巴腺的活動，藉此平衡體內的酸鹼比。
4. 淨化淋巴腺。
5. 平衡排泄和肝功能。
6. 協調神經系統的活動。

凱西建議的具體內容包括：甜味白芬劑包敷腹部；將壓碎的康科德（Concord）葡萄敷在腹部一個半小時至四個小時；在戶外做些溫和的運動；用樟腦油按摩腹部和脊椎；正骨療法；還有就是多休息。此外還結合野山參，這是用於結腸炎的主要療法之一。

腹瀉

「圖坦卡門的詛咒」（King Tut's Curse）是指，當遊客來到埃及，卻得了腹瀉的毛病。在亞利桑那州，我們稱之為「蒙特祖瑪的詛咒」（Montezuma's Curse）。在亞特蘭大疾病控制中心（Center for Disease Control in Atlanta），這個綜合症狀被貼切地稱為「旅遊腹瀉病」（*tourista*），而該中心目前有一種治療法，已經針對腹瀉一直是嚴重問題的阿帕契印第安兒童，和孟加拉國難民營兒童做過臨床測試。這個治療法聽起來像是源自於古人和古人的智慧，但研究負責人尤金．岡格羅薩（Eugene J. Gangarosa）博士並沒有透露療法的來源。程序很簡單：

用兩只飲用水杯。在第一只水杯裡倒入八盎司（約二二七公克）果汁，加入半茶匙蜂蜜或玉米糖漿和一小撮食鹽。在第二只水杯裡倒入八盎司沸水或碳酸水，加入四分之一茶匙的小蘇打。

若要採用這個治療法，就應該先喝一大口第一杯，再喝一大口第二杯，交替進行，直到兩杯均飲用完畢為止。

一九七七年八月二十日發行的《亞利桑那共和報》（*Arizona Republic*）當中，醫藥版編輯朱利安・德弗里斯（**Julian DeVries**）引用了岡格羅薩的話解釋，遊客經驗到的腹瀉是大自然排出有毒物質的方式。「終止這個過程的藥物，」他說，「正在阻撓大自然。」這聽起來像是，努力治療患者而非「腹瀉病」，終於在科學堡壘中進占一席之地。

凱西認為，腸道平衡的必要性十分重要。他提示，腹瀉的發生有時候是因為食物欠缺適當的同化；有時候則是因為引入了有毒的物質，例如，可能在食物或飲料中發現對個人而言並不正常的物質。凱西建議針對腹部做蓖麻油包治療，搭配一杯加入一茶匙鉍乳和十滴乳酸化蛋白酶酏的水，將水充分混合，慢慢飲用。有時候，提出的是正骨療法。遇到腹瀉的嬰兒，他給出下述提示：

> 在幾乎所有的飲用水中給予小劑量（幾滴）的甜味白芬劑。這是一種腸道抗菌劑，可以抑制結腸發炎。
>
> **2289-6**

在凱西的提示以及亞特蘭大疾病控制中心開發的治療方法當中，飲食都是重點。亞特蘭大疾病控制中心嚴格限制病患的飲食：添加碳酸飲料、開水或茶，禁止固體食物或奶。凱西資料同樣建議，一開始戒絕固體食物，然後逐漸轉換成多數時候無澱粉的膳食。這是我們所謂的鹼性反應飲食，有助於抵抗這類腸道不適；而我可以肯定地說，凱西在做出這類提議時，有考慮到培氏斑，因為在凱西解讀的上下文中，在療癒、同化、控制身體的酸鹼平衡方面，這些培氏斑是非常重要的區塊。

關於下腸道和下腸道的照護，或許要記住的最大重點是，事實上，一切事物，包括機械裝置和生物，似乎都在潔淨時表現出比較正常的功能。人體當然需要潔淨，包括身體和心智的潔淨——而保持下腸道的功能合乎標準，從而以許多方式淨化身體，我們就可以讓自己的存在狀態更加呈現出原本應該的樣子。

第二十章

膀胱和腎臟

泌尿道是構成人體內四大排泄系統的其中一個單元，其他三大排泄系統分別是：肝臟和腸道、肺臟、皮膚。如果其他排泄器官保持適度的平衡，腎臟和膀胱事實上可能不會機能失常。當身體的其他部位開始影響到腎臟和膀胱的功能時，麻煩才真正開始。那個時候，疾病其實已經發作了。

一項關於凱西解讀的調查揭示，多數的膀胱炎病例與身體其他部位的疾病狀態有關。極少數的病例顯示膀胱炎是唯一的症狀，甚至是主要的症狀，凱西為此給出了一篇解讀，指示我們，需要維持良好的全身健康，才能預防膀胱炎。

有趣的是，凱西認為，肝循環（hepatic circulation）或是與肝臟有關連的循環，同樣涉及腎臟，而且顯然囊括了肝門靜脈循環以及被視為肝循環剩餘部分的肝動脈供應。肝門靜脈循環是來自消化器官的靜脈流，在進入靜脈系統並返回心臟之前，直接進入肝臟。凱西以下述方式描述肝門靜脈循環：

作為一個器官（方便更完美地理解身體，因為有些人可能會爭論這點），肝臟和腎臟形成肝循環。全身的血液供應通過肝臟兩次，卻只通過心臟一次。

1140-2

在其他病例中，凱西看見肝循環的紊亂來自各種功能障礙，依據目前的醫藥命名法系統，這些障礙只有少數可以得到適當的名稱——例如，降結腸脫垂、血液的紅細胞元素障礙、腦脊髓損傷、膽汁滯留肝臟等等。這些問題大部分製造出過酸的傾向，以及後續的膀胱或系統其他部分刺痛或發炎。如果可以在這個過程的早期採取措施，健康的恢復就容易許多，然後就不需要「危急醫學」（crisis medicine）——那是理想。不幸的是，靈魂對學習的需求往往帶來全面爆發的疾病，而且疾病必須有創意地被照顧，或是獲准順其自然。

預防腎臟或腎道問題的關鍵在於，維持身體組織的鹼性平衡，以及保持整個身體的總體健康狀態。換言之，你是否啟動了優質的膳食、運動鍛鍊計畫、經常禱告和靜心、提升情緒和態度的等級？你是否透過研究夢境尋求指引？你是否操練心智？運用視覺心像、自律鍛鍊，或是透過閱讀或觀看吸收建設性的心智食物。假使做好這些事，在排泄器官這個區塊通常就幾乎找不到麻煩。不管怎樣，當麻煩真的出現時，也可以採取其他措施，幫助再次創造健康：

一、繼續上述的預防措施。

二、透過大腸水療法或灌腸幫助腸道排泄。可能還需要其他保持腸道規律蠕動的措施，但這個促進排泄的方法對腎臟和膀胱功能相當重要。

三、應該要特別注意飲食。解讀3050-1時，凱西說：

……不應該有大量的肉。戒絕豬肉，除了偶爾可以吃些酥脆的培根。應該要吃的肉類是魚肉、禽肉、羔羊肉，而且不是每天吃——同時戒絕油炸。

葉菜類蔬菜優於塊莖或球根類蔬菜。每天一餐生菜沙拉，或是至少一部分是生菜沙拉，包括未煮過的胡蘿蔔、萵苣、芹菜、西洋菜，尤其是甜菜葉。如果準備得當，這些都可以生食。對特定的身體來說，大量的這些食物優於只喝同類食物製成的果汁；不過對某些身體來說，果汁的效果較佳。

至於麵包——只吃玉米麵包，用黃色玉米粉，加雞蛋和全麥麵包。這些是較優的。

四、視發現的症狀而定，可能需要正骨療法。一般而言，這些療法應該被指向背部的第九胸椎區，該區通到太陽神經叢，也通到刺激骨盆區的腰椎和薦椎。

五、凱西解讀建議用水療和按摩改善循環——可能是之前提過的肝循環。將甜味白芬劑包敷在恥骨區，用加熱過的鹽包放在甜味白芬劑包上加熱，幫助緩解某些緊張。

六、當尿液傾向酸性時，凱西解讀中經常提到西瓜籽茶或少許可口可樂，作為尿液的淨化劑。對解讀3390-1號，凱西說：「在常規飲食中，偶爾包含可口可樂之類的飲料，但平時喝純水，不喝碳酸飲料。這些是淨化腎臟和膀胱活動需要的。」然而，在解讀540-11號當中，他建議些許的碳酸化可口可樂，那可以充當西瓜籽茶，藉此「淨化或清除通過腎臟的導管，減少那裡的總體力道和影響。」

在這六個範疇中，可能也同時列出了凱西對某位患有泌尿道結石的紳士所說的話。在討論這人的飲食時，凱西指出，好好咀嚼食物，促進唾腺的活動，讓食物在進入身體系統時產生「乳酸菌」或鹼度。這始終是一個該要記住的好規則，尤其是遇到那些過酸的症狀。

我們還採用了另一個特殊程序，作為膀胱區的「抗刺激劑」（counterirritant）。混合等量的羊脂、松節油、樟腦酊、複方安息香酊，澈底按摩膀胱，然後將加熱的鹽包敷在同一區，讓它熱到舒舒服服，但不至於燙傷身體。

攝護腺

攝護腺是這一整區的一部分，可以被視為膀胱和尿道解剖學的一部分，因為當尿道從膀胱出來時，攝護腺幾乎是圍繞著尿道。治療攝護腺腫大時，我們總是靠著手指不時按摩，持續幾天到一週。上述討論過的六個建議對攝護腺也有幫助，但運動尤其有效。

在敘述艾德格．凱西的生平故事和解讀時，哈洛德．萊利醫師是個傳奇人物。有好多次，處在意識變異狀態的孤寂凱西，將患者送去給萊利。八十多歲的萊利，仍往返於維吉尼亞海灘和他在新澤西州的家，為人們提供一流的物理治療。他還主持艾德格．凱西基金會的物理治療研究部（Physical Therapy Research Division）。談論萊利醫師的某個簡單治療法始終是一件樂事，以攝護腺病例而言，你會發現非常有效。萊利醫師寫了一封信給我在休斯頓區的一位朋友，他在信中建議，捏起兩個拳頭，猛擊臀部大約十二下，每天三次。同時，額外輔以：

躺在鋪在地板上（不是床上喔）的毯子上。屈膝，抬起臀部，然後用一點力道向下撞擊地板（一開始不要太用力），以此製造振動，遍及整個骨盆區，一開始每天四次，之後變成每天兩回，每回四次。然後增加「撞擊」次數，直到每天兩回，每回撞擊八次為止。每週增加一次撞擊，花一個月達到撞擊八次，明白嗎？

那是萊利，不是凱西。

出自凱西解讀本身的另一個運動是：直立站好，逐漸將雙手舉到頭頂正上方的某個位置，同時踮起腳尖，設法保持踮著腳尖。屏住氣息，直到你開始返回到最初的位置為止，緩緩吐息，直立站好，雙手置於身體兩側。

尿滯留

有許多方法顯然可以為身體帶來療癒。這兩個針對尿滯留問題的不同解決方案就是很好的例子。而且，當我看見這些事發生時，總是想起凱西的告誡：療癒帶來神性的意識，讓人覺知到身體之內的力道。那是治療的準則，不只是具體內容，那在治療人體時變成重要的事。

一名患有運動失調的男子在一九三〇年被給予一次解讀。他無法排尿；而且，出於某個原因，照料他的人無法替他插導尿管。凱西認為這是膀胱頸部狹窄的傾向，於是給出了下述信息：

……除了加入那些幫助腎臟但不能緩解腎臟壓力的藥包，我們還可以這麼做：將一塊約豌豆大小的樹脂放入口中。讓樹脂溶解，或是咀嚼同樣的樹脂，然後吞下因含在口中而與唾液產生反應的樹脂。此外準備大約一湯匙的純豬油，加入一平整茶匙的松節油，製成濕敷藥或是藥布，在身體對應的膀胱頸部上方熱敷。這將會緩解目前的壓力。

2504-9

十三年後，一名婦女報告，她讀了這一篇解讀，而她父親因摔跤而受傷，情況嚴重，無法排尿，所以她要父親在嘴裡含一小塊樹脂；他父親幾乎是立即獲得了與個案2504號同類型的緩解。

我有一些最有趣的經驗來自老一輩。有個病人很特別，他並沒有多數人認為八十二歲該有的老態。他仍舊活躍地工作著，多數時候都是雙眼炯炯有神，而且顯然對自己的健康仍會注重。一個週六早晨，他醒來後無法排空膀胱的尿液。儘管嘗試節制水分，避免攝入過量的水，且最終喝了兩、三杯啤酒，讓他經驗到難以忍受的疼痛，但這個急性尿滯留並沒有消退。最後，他告訴我，他決定要使用他在某處讀過的壓力點治療法——他就是不要來看我或是去看急診。對他來說，那代表醫院，還有手術，而那是他不允許的！所以他開始按摩踝骨與跟骨之間的腳踝。他說：「我不是按摩腳踝一次，而是按摩了半天喔！」突然間，他有了排尿的衝動，而且排放了三夸脫半（約三．三公升）的尿液。事件發生後四天左右，我檢查了他的攝護腺，很正常，而且他告訴我，他的尿流速勝過年輕時。我至今還是不知道導致他尿滯留的原因。當時他也沒有被感染。

這個故事的有趣面是，他所按摩的腳踝區布滿了腎臟和膀胱經絡的穴位，而且他肯定按摩了腎點七號，那是這條經絡的補益點，專治尿滯留。我們發現，這類按摩多年來幫助了好幾名病患，但並不是所有患者都成功地緩解尿滯留。一名六十出頭的男子患有攝護腺肥大，他努力按摩腳踝，但還是需要我們的泌尿科顧問醫師的手術協助，執行必要的經尿道切除術。

就所有這些病例而言，按摩部位都在踝關節區，介於跟骨與踝骨之間，而且如果針對這個問題給予某個始終如一的方法，按摩的反應幾乎總是鼓舞人心的。最近，我收到另一封信，是外縣市某位患者的摯友捎來的，這人訴說了她自己尿滯留的情況。「一個月以來，」她說，「我一直有膀胱感染的問題，病情因完全無法排尿而變得十分危急，我被送到醫院的急診室，後來獲准住院，完全依賴導尿管導尿。」持續九天，她接受了藥物治療、插管導尿，諮詢了泌尿科醫師、婦科醫師、神經科醫師、內科醫師、精神科醫師。所有意見都指向同一條路，因此她動了手術，裝了波諾莫（Bonomo）導尿管，穿過陰部上端開口留置。她用這個方法持續了六天，人變得日漸消沉，直到朋友告訴她按摩一事。

按摩兩腳腳踝附近六小時（之後按摩其他位置），為她帶來了第一次自發性排尿。她繼續如實地按摩。

……而且接下來的每一天，我都能夠更不使勁地排尿。與此同時，我的醫師告訴我，用導尿管排出殘留的尿液，並在每次排尿後量測。當持續二十四小時殘留量小於二盎司（約五十七公克）時，醫師取出了波諾莫導尿管（在我開始壓力點治療後四天），然後我一天天穩步改善。現在，三週後，我正常排尿，雖然還在服藥治療，因為我的血液沉降率仍舊居高不下，排尿時尿道區仍有不適感。我說自己好了九三％。

凱西解讀中從來沒有提過針灸。或許那是因為附近沒有人可以給予針灸治療。不管怎樣，我始終堅持，凡是治療法，只要其施行是基於理解人的靈性本質和對此懷抱希望，就會成為日漸壯大、具建設性的力道。但患者必須成為那個過程的一部分，與那個概念、手術、X光治療、各種藥品、物理治療、禱告或按手禮一致，為身體帶來招致療癒的覺知。

腎結石

凱西解讀中談論腎結石的信息還沒有被充分地研究或使用，但有些許有趣的信息，讓人深入洞悉相關過程及其解決方案。

一個顯然正在排除結石（或設法排除結石）的人，被告知要將半品脫（約○．二公升）

的松節油添加到一夸脫半（約一．四公升）的熱水裡。然後將布料浸到這個溶劑中，擰乾，敷在下腹部，且經常更換。凱西繼續說道：

我們發現，將松節油熱敷布敷在所示區塊，往往是一種無須手術便可使結石瓦解到足以通過的手段；因為松節油具有穿透性。

843-5

之前談過可用於尿道問題的許多內容，也適用於腎結石，而且這些解讀的立場是，大部分的結石可以在不動手術的情況下被分解，儘管證據顯示，這類病例目前在臨床上並不多見。

腎炎

因為使用針灸（以及各種額外的療法），我觀察到兩個二十多歲罹患腎炎的男性，從他們的主治大夫認為腎臟透析（洗腎）不可避免的觀點看，兩人均有所改善。他們在實驗室檢測的血尿素氮和肌酸酐均已逐漸回歸到正常。其中一名患者仍在接受治療，目前腎功能檢測已完全正常；另一人則朝著對的方向邁進。同時採用多種療法時，總是很難分辨出到底是什麼療法促使一個人回復到較佳的健康狀態，但這可能就像是針對一支冠軍隊伍評估其中的十四或十五名籃球運動員，看看哪一個最能幫助球隊成為冠軍一樣，真的是單靠一個人嗎？還是靠大部分的球員通力合作呢？談到人體的療癒時，或許會被問到同樣的問題，因為有許多生理的力道在做工，而它們就是在活動中合作協調，否則不會成為健康寶寶冠軍。

第二十一章

皮膚

覆蓋人體的皮膚既是必要的、方便的，經常美麗的，又當然是身體最大的器官。此外，它也是難題最多的地方——八成是因為皮膚在外，最容易被感染。皮膚是身體的第一道防線，最常抵擋損傷。在我們最不疑有他時，皮膚卻被我們的態度和情緒影響了。我們遵循的膳食類型，也會對皮膚造成最嚴重的傷害或幫助；而且皮膚藉由各種方式的爆發對排泄問題做出反應。皮膚會長疣、痣、癌以及一大堆經常接受急救治療卻身分不明的其他物體。

一位ARE會員寫信給我，談到他脖子上有一顆大痣，就在衣領經常刺激的地方。他將蓖麻油加在OK繃上，且經常塗抹更換，那顆痣開始縮小。「我繼續塗抹，」他說道，「然後在第二週結束時，痣變得很乾，薄薄一片附著著。幾天後掉了下來，從此沒再出現。」

另一個勇敢的靈魂，兩腳都長足底疣。他採用了凱西解讀的提示，在疣上塗鹽酸，但足底疣卻長得更大。然後，在造訪ARE在維吉尼亞海灘市的圖書館期間，他研究了一些凱西解讀，找到了關於樟腦酯和碳酸氫鈉的提示。他每天針對足底疣治療，歷時兩週，原本當時已經增長到直徑一英寸（二．五四公分）的疣，幾乎消失不見。他還有一塊十六分之三英寸（約〇．五公分）的圓錐形皮膚病變，我認為一定是上皮瘤，位於他的左側臉頰。他用了曾經用來治療足底疣的同樣組合治療，上皮瘤縮小了，但並沒有消失。等他停止治療，上皮瘤又再次增長，所以他現在嘗試用蓖麻油浸泡小蘇打，然後用OK繃將混合物貼在皮膚上。大約兩週後，上皮瘤消退成一個小小、硬硬的點。繼續用蓖麻油小蘇打混合物按摩，不貼OK繃，持續大約兩個月，皮膚最終回復正常。

ARE診所的合作醫學博士之一愛琳．奧法瑞爾（Eileen O'Farrell）告訴我們，她已經發現，用「原子碘」（Atomidine）可以成功治療疣；而凱西解讀則出現了這段有趣的看法：

問題7：關於脖子上的痣，我應該怎麼做，讓醫生在上面塗些酸去除嗎？

回答7：現在什麼也別做。當建議的那些屬性開始生效，且在循環上進行調整時，我們發現，這些將會逐漸移除症狀。

我們會用些許等量組合的羊脂（已溶化的）、松節油和樟腦酯，讓上述部位保持柔軟；塗抹在痣本身的量不用像周邊那麼多，這樣油脂才會經由屬性輻射的作用被吸收，明白嗎？

2426-1

凱西解讀中的皮膚病學與我在醫學院學到的內容截然不同。我現在將皮膚視為排泄和保護的器官，一個必須與其他排泄器官——肺、腎、肝、腸——協調的單位，以便皮膚保持健康，能夠善盡職責。皮膚是有意識的，就跟身體的其他部位一樣，想要以有創意、有裨益的方式發揮其作用。然而，皮膚被食物以及經常需要推拿治療加以修正的異常神經衝動影響了；它是身體結構的重要部件，向外界呈現一則象徵性的故事，訴說穿著這身皮囊的人，當時內在世界和意識的情況。由於皮膚是一種映像，映照出身體其他部位以及外在環境正在發生的事件，因此我們懷疑，皮膚會針對其他系統、其他功能的治療以及局部施作的那些療法有所反應。

痤瘡

凱西資料中發現，禍害男、女青少年的痤瘡，是腸壁變薄引起的，腸壁變薄導致血流在供應腸壁和皮膚的過程中受到污染。雖然凱西並沒有明確說明引發這個問題的到底是情緒還是遺傳，相當清楚的是，自主神經系統的阻塞是部分原因，經常需要正骨推拿治療。同樣真實的是，膳食是凱西解讀中不斷推薦的，而我也經常推薦膳食給當面治療的痤瘡患者。

往往，為了幫助變薄的腸壁再生，我會開立一茶匙的調製混合物作為藥方，可能是各一湯匙的羅謝爾鹽（Rochelle salt）、硫磺、塔塔粉（cream of tartar），充分混合——最好是用研缽和杵。一天服用一次，飯前服用，搭配一杯水。二或三週之後，我讓患者接受一些正骨治療。

有一種簡單而高效的治療法，只要在每晚就寢前，用蓖麻油按摩皮膚受到感染的部位。我總是建議同時改變膳食，即使患者沒有嚴守這點，蓖麻油也會大有幫助，或許淋巴引流（因蓖麻油的使用而增強）為這類病例提供治療。

我所建議的膳食，不含大部分可能導致皮膚問題的元素。由於領悟到每一條規則都有例外，所以我推薦的膳食如下：

1. 吃一塊酵母餅，或是將一包乾酵母混合成八盎司（約二二七公克）的番茄汁或V8果汁。也可以依自己喜好採用其他果汁。少量的萊姆汁和伍斯特醬（worcester sauce）*為V8混合汁增添氣味。一天服用一次，持續十天。然後暫停一週，再重複。
2. 從蘇打汽水機取些可口可樂糖漿，將一茶匙加入一杯白開水中，一天喝一或二次。
3. 禁食巧克力、糖、冰淇淋、酥皮點心、派或糖果。
4. 不喝碳酸飲料，包括減肥飲料。戒絕啤酒或麥酒。

註解

* 譯註：英國調味醬，味道酸甜微辣，色澤黑褐。

5.禁食豬肉或火腿，但可以吃酥脆的培根。
6.每餐澱粉限制一份：麵包、米飯、馬鈴薯、義大利麵、玉米等等。禁食白麵包。
7.禁食油炸食品，包括Fritos玉米片和薯片。
8.蔬菜對你有好處。吃大量的沙拉、蔬菜湯、煮熟的蔬菜。沙拉醬是可以吃的。
9.當季水果很不錯，但沒煮過的蘋果*、草莓、香蕉除外。
10.肉類：尤其推薦羔羊肉、魚肉、禽肉。瘦牛肉也行。
11.可以吃奶（脫脂奶）、雞蛋、乳酪。

疣

對於似乎特別容易過敏的人來說，人體內的疣有時會製造出很大的問題。幾十年來，大家都知道疣之中有病毒，而且許多人認為，病毒是這個症狀的原因。然而，沒有人清楚地解釋過病毒的起源或天命，以及是否病毒只是製造問題，還是因為問題而導致病毒存在。

凱西解讀中，描述的疣是全然不同的圖像，所引的故事似乎是在訴說，疣的產生是因為生活程序走岔了，需要修正：

疣是企圖有所表現的細胞力道積累聚集。不然就是，如我們所見，身體的每一個原子本質上就是由某一元素構成的一整個宇宙。在透過排泄系統的活動排出體外時，它要麼協調，或者製造破壞力，而且在積累的過程中，它會聚集與其相關且不被吸收的東西。因此，就長出了痣或疣。

759-9

可以觀察到，人的意識與疣的形成以及從身體排除疣大有關係。同時，整個免疫系統，在功能和反應方面，與身體擁有者的意識是相關連的。否則我們如何解釋，藉由催眠，或是某個特殊人士的觸摸，或是簡單的提示，或是我們所謂的自發性緩解，居然可以治療疣？這些事確實已經發生了，而且醫學期刊也已經報導過了。

我的兄弟約翰有疣的問題。他的兒子一直催促他嘗試蓖麻油，但我們家族的每一個人似乎都一定要聽從自己要有所創意的衝動。因此，約翰仔細想了一下，想起我們曾經討論過用碘酒當作治療劑，於是他決定在自己的疣上塗碘酒。他針對疣治療了幾次，只是將碘酒塗抹在疣的表面，沒多久，疣就消失了。確實是有許多方法可以移除這些惱人的增生組織。

註解

* 譯註：西方人經常拿水果入菜。

我收到了患者寄來的一顆色素痣，痣整齊地包在一片塑膠中，釘在一封信的正面。我的通信會員有天晚上注意到，她丈夫背上的那顆大痣與她記憶中的模樣相較，似乎尺寸逐漸放大。他們的內科醫師告訴他們，不需要立馬去除，但要密切注意。不久後的一個晚上，她——

> 突然興起衝動，將蓖麻油塗在那顆痣上，然後用浸過蓖麻油的邦迪OK繃蓋住。唐恩同意這個實驗很有意思，不過我們倆都不記得凱西是否說過痣和蓖麻油有什麼關係。我這麼做，直到四月十三日，那時唐恩出差，好幾天不在家。昨晚我注意到，邦迪OK繃依舊完好無損，於是提議，繼續每晚好好照顧那顆痣。當我取下OK繃時，注意到痣的邊緣鬆動了。我提起一角，那塊縮小的殘骸輕易地脫落了——底下是鮮嫩的粉紅色肌膚喔！

這整個過程只花了二十天。那事之後幾天，病理標本來到我的手中。我們的化驗報告指出，這顆痣內含黑色素，是典型的痣，沒有惡性腫瘤的跡象。

疤痕

疤痕在凱西解讀中相當徹底地談論過。凱西提示了種種的治療組合：橄欖油和沒藥酊劑與樟腦油交替使用；樟腦油本身；樟腦油、金縷梅和礦物油（作為痤瘡治療的一部分）；樟腦油、綿羊油和花生油；可可脂和橄欖油；先用瀉鹽包，接著按揉塗抹可可脂；等量的橄欖油和樟腦油，不勝枚舉。應該要注意的是，當年那些解讀被給出時，樟腦油是用橄欖油和些許粗製樟腦製成的，而今天的樟腦油主要是用棉籽油製成。

凱西在案例487-17號之中說道：「任何疤痕組織都會減損身體的總體健康。」而且他始終建議採取諸如此類的措施來移除疤痕。生理上的移除是透過排泄系統，一點一滴地進行，但必須在合宜和秩序中完成。他非常確實地提出了下述建議：

……不要破壞疤痕組織的沉積，或是鈣沉積，增強排泄反倒可以定期或自然地分解沉積；也就是說，不要破壞疤痕組織，那些可以從身體排泄出去。這些排泄不但應當經由呼吸和排汗系統，而且要透過消化道。每次使用一段時間的瀉鹽包之後，用可可脂按摩足部，逐漸做出那些改變，促使腳趾、腳背、跟腱滑囊的結構部件處在較佳的位置。

4003-1

我們發現，如果患者願意堅持不懈且始終如一地使用疤痕乳液，持續一段夠長的時間，結果會非常令人滿意。但與一名通信患者於一九七二年一月在滑雪事故受傷後得到的結果相較，我們眼中所見肯定是微不足道。飽受軟骨碎裂之苦的那一側膝蓋，在一個月後透過手術移除了。劇烈疼痛持續了六週，然後逐漸減輕。一年的治療使她能夠屈膝九十度，而且她注意到，膝關節周圍有許多的「硬」組織。

一九七三年十月，她開始使用由八〇%加了樟腦的橄欖油、一八%的花生油、二%的綿羊油製成的疤痕製劑。起初，她只塗抹在手術疤痕上，但在一夜就寢前，她決定塗抹整個膝蓋。這麼做以後，她說，她感覺到硬化區周圍的膝蓋鬆動了。翌日，她重複了這個程序，同時注意到膝蓋骨可以移動，組織是柔軟的。在第三天治療後，她注意到膝蓋的大小正常，而且與另一條腿相較，她能夠正常屈曲膝蓋。如今她動到膝蓋時，完全沒有疼痛和緊繃感。這樣的改善持續下去，最後回復正常。

合成疤痕乳液的最常見配方，不過是二盎司（約五十七公克）樟腦油、半茶匙已溶解或熔化的綿羊油，以及一盎司花生油（約二十八公克）。建議每天使用，直到疤痕淡到不會被人注意到。我收到一個錫達拉皮茲（**Cedar Rapids**）*女孩捎來的一則故事，談到如何將這種乳液用在手術疤痕上：

去年夏天，我們開始將疤痕乳液用在十五歲的妹妹背部的十四公分乘以三公分的手術疤痕上。塗抹的前三天，插管留下的孔（在疤痕中）迅速填入新的組織或肌膚，儘管之前的癒合一直非常緩慢。疤痕現在稍微小了些，但是，更重要的是，疤痕不再蒼白，顏色和質地變得比較像正常肌膚。

血液中毒

小時候，淋巴管炎和蜂窩組織炎叫做「血液中毒」。我記得在這類症狀開始時，父母親是多麼的害怕。老友洛斯．席蒙森發現，凱西為淋巴管炎提出的某則建議，患者的反應出奇的好。在紅色條紋標明淋巴通道曾因某傷口（通常在手、腳、手臂或腿上）而受到嚴重感染的地方，洛斯用加了松節油製成的濕鹽包覆蓋並包住有傷口的手或腳。濕鹽包不宜蓋住傷口本身，也不需要蓋住淋巴管炎的最遠端，而是應該與傷口本身相距五至七．六公分，介於傷口與心臟之間。洛斯發現，這樣的濕鹽包不但消除了我們稱之為淋巴管炎的紅色條紋，而且解決了傷口引發的蜂窩組織炎。

註解

* 譯註：位於美國愛荷華州。

蜜蜂螫傷的治療方法與淋巴管炎相同。再次強調，不宜蓋住蜜蜂螫傷區本身，而是要將濕鹽包置於傷口附近，與傷口相距十幾公分。

搔癢症

在接下來這則故事當中經驗到的出色成果，可能是由於多層面的治療，也可能純粹是持續不斷的耐心帶來的效應，或完全是榆樹水的關係。我們大概永遠不會真正知道原因——但這樣的反應無疑是一個重大因素，讓一個十七歲女孩的人生變得真正有樂趣。女孩十五歲那年，被帶到凱西基金會整脊研究部的某位合作醫師的診所看診。她的問題是嚴重的全身性搔癢，與慢性皮膚炎相關，而且過去一直受到各種專家的照顧。她的治療方案是嚴格的指定膳食，避開肉類、牛奶、乳製品、穀片、澱粉、甜品。她常喝番紅花茶，定期接受推拿治療。三個月後，症狀沒有絲毫改善。在醫師的建議下，父母打電話到ARE診所，我們建議只增加榆樹水（在水中加入滑榆樹皮）。又過了五個月，復發了幾次，但隨後便注意到病情逐漸改善了。現在，持續同一療法一年後，母親來信說：「女兒現在能夠過著幾乎正常的生活，病情大為改善。」

凱西解讀中，一名四十八歲男子（案例437-7號）持續好幾週嚴重搔癢。由於缺乏適當的

「反應」，列出的病因是空腸（小腸的某一段）壁變薄。導致的症狀是，血液供應在穿行小腸壁時造成所謂的壅塞，這也因此引發循環紊亂以及被詮釋為發癢的皮下炎症。簡言之，是排泄有問題。建議採用某種膳食，外加口服少量橄欖油和一些局部塗敷，以及正骨療法調整。

在另一篇解讀中，前兩段特別關注搔癢的成因。被解讀者是一名二十四歲的男子，時常抱怨搔癢難以對付，他的醫生們也一直苦思不得其解：

我們發現，由於整個系統沒有建立起適當的排泄或排水設施，所以身體在化學作用的過程中，存有那些紊亂，導致應該要通過消化道或是通過腎臟和膀胱活動被帶走的毒物，有時候經由呼吸系統排泄。

由全身的那些活動導致的這一切引發化學變化；而且這些是因為脊椎沿線已形成輕微病變的區段受壓迫造成的，尤其是背部第一胸椎區，或是先從第三頸椎開始，然後是整個上背部和背部第九胸椎區……

5157-1

情緒、性慾、皮膚

情緒、性慾、皮膚是相關連的。我的一名患者患有慢性、頑固的皮膚乾燥炎症，又名濕疹，與其相應的是令人不滿、有時狂暴激烈的戀情。她其實用盡了藥店的藥品，看遍了好幾家診所、許多皮膚科醫生，查遍了營養文獻，全都無濟於事。套用她的話：

所以，這四年間，我與一名男子有著相當動盪的關係。當我們分手，我離開他時，我的濕疹似乎消除了……但我學到了一件事。這不是因為他這個人，而是我對性慾的複雜心情造成的。當我對性慾煩躁不安時，我的雙手在一到兩天後一定會「開花」。

對於這些關係，凱西有許多話要說。在某次解讀時，他提示被解讀者，一位四十四歲的工程師，閱讀並研究〈出埃及記〉和〈申命記〉第三十章（〈詩篇〉第二十三章是實施細則），還推薦了一些有趣的物理治療法。在那次解讀末尾，凱西先生的最終告誡是：

我們發現，這個身體存有紊亂。然而，其中大部分與身體的情緒本質密切相關。在這裡，我們找到一些應該要警告許多身體的症狀——靈性體的各個中心敞開，卻沒有正確地指引靈性體，這往往導致物質身體的毀壞，有時還波及心智體。出發之前，在分析靈性和心智及物質事物時，要知道你去向何方。

這並不是在貶低對知識的追求，也不是奉勸個體——或是這個人——要追求知識。但對靈性體無用的知識仍舊存在，就像一開始的原罪一樣。而且可以肯定的是，你的原罪一定會找到你啊！

在此，我們有一個情緒體，精通靜心的研究、念想傳送的研究，具有操控他人的能力。不要操控他人，假設你的神操控你，使你沒有自由意志，你會變成什麼樣子？或是你已經變成什麼樣子了？

何況你是以造物主的形象打造的，是神的同伴——不是高於別人，而是與你的弟兄相互為伴，不是高於你的弟兄。因此，不要因為你擁有操控他人的更大能力或更大知識就那樣做。

問題1：這個病症的焦點是在大腦中或身體的其他部分嗎？

回答1：之前說過，在那些中心——身體的七個中心，交感神經和腦脊髓神經是更加協調一致的；第一、第二和第三頸椎；背部第一和第二胸椎；背部第五和第六胸椎；背部第九胸椎；背部第十一和第十二胸椎；整個腰椎和薦椎區。這些是源頭。這不是感染，而是心智自我與中樞神經和血液供應的衝動之間欠缺協調。

問題2：有任何器質性變化是這個病症造成的嗎？

回答2：一切器質性變化都是這個欠缺協調的病症造成的。

問題3：性慾的表達或潛抑會導致這個病症嗎？或是會對這個病症造成什麼影響？

回答3：這是病症開始的一部分，因為萊登腺（lyden或Leydig）位於生殖腺——或是生育表現經由其開展的中心裡，當萊登腺被打開時，它們直接作用於全身的那些中心。除非這些找到使其瓦解的表達方式，或是透過你的聯想促使脈衝與中樞神經或身體神經不產生關聯。

問題4：這種病症的原因是否涉及任何的心智態度？

回答4：之前說過了。

依據概述過的執行——我們就會得到結果，取決於你的信心和你的行為；不是單靠信心，而是靠信心和行為。

3428-1

穿刺傷

前段時間，我用蓖麻油包（沒加熱）治療貓咬傷，持續敷，每天十六至二十小時。這是常規療法之外的補充療法。手和手腕的癒合明顯而快速，比我過去的經驗明顯而快速許多。從那時候開始，每當我們因為整理棕櫚樹或其他沙漠型植物而受到輕微的穿刺傷，就用蓖麻油擦揉皮膚，一天好幾次，效果絕佳。事實上，沒有一個人因為使用蓖麻油治療而被感染。有一或兩次，我們必須在幾天後從肉裡拔出嵌在組織中的植物，但患部並沒有感染，而且迅速癒合。

我們的小兒子從學校帶回來一隻實驗用完的老鼠。這樣說吧，大衛把那隻老鼠照顧得很好，但在我們為小朋友及其父母親舉辦的年度新年派對和靜心會上，有人打翻了佐巴（編按：此隻老鼠名）的籠子。佐巴並不野，但只要有人伸手抓牠，打算把牠放回籠子內，不管是誰，牠都非常害怕。內人葛蕾蒂絲運用前世當過獸醫的絕佳技術，拎起佐巴，將牠放回籠子裡。然而，佐巴仍舊受制於恐懼造成的腎上腺反應，就在葛蕾蒂絲放手前，佐巴伸手亂抓，咬了葛蕾蒂絲的手指頭。雖然這個故事很有趣，但事件的重點在於蓖麻油，接下來兩天，塗抹揉擦蓖麻油在老鼠咬過的患部，傷口遂在沒有併發症或疼痛的情況下癒合了。這進一步闡明，我們如何使用這種源自Rictnus communis豆的油品，治療穿刺傷、咬傷、輕微割傷和瘀傷，成功率相當高。

牛皮癬

牛皮癬是一種慢性但非傳染性的皮膚病，特徵在於發炎和白色鱗狀斑塊。醫藥技術和科學領域的最新進展，首度將牛皮癬與腹膜透析（peritoneal dialysis）結合在一起。密蘇里大學哥倫比亞分校的研究人員報告說，在治療牛皮癬病患時，患者的反應令人覺得大有希望。

茲比魯特．妥多斯基（Zbylut J. Twardowski）博士提到，在波蘭貝托姆（Bytom）的礦工醫院，接受腹膜透析的牛皮癬患者出現了有益反應（《醫界新聞》*Medical World News*，一九七八年四月十七日）。在哥倫比亞分校的一次休假期間，妥多斯基博士催促腎臟科和皮膚科主任諾爾夫（Nolph）和安德森（Anderson）博士，進行一項先導研究。針對十六名患者做成的初步報告非常鼓舞人心。「我們治療的第一名患者一直無法移動關節或坐下，持續失業沒工作，當時威脅著要自殺，」諾爾夫醫師說，「只治療了四次，她的病變就消失了，而且十個月以來，沒再患過牛皮癬。」

他們的作法，假設是在牛皮癬中，有些有機化合物或代謝物（尚待鑑定）沒被腎臟排泄掉，然而卻小到足以被透析或分離出來。根據諾爾夫博士的說法，或許腎臟過濾了這種物質，但當腎臟重新吸收葡萄糖時，這種物質又被重新吸收了。多年來，「代謝物」積累在體液中，最後達到牛皮癬發作需要的水平。然後，當患者被透析時，這種「代謝物」的體液水平，下降至導致牛皮癬問題的數量以下。儘管目前為止的研究結果鼓舞人心，但研究人員保持謹慎，企圖藉控制嚴謹的雙盲研究定出結論。

有趣的是，這些研究人員並沒有探討「代謝物」生成的基本原因，那無疑必定是構成這個過程本身的基礎。那個物質就在那裡。這樣的觀察結果或許沒有什麼錯，但仍舊存在的事實是，產生這類代謝物的功能或結構存有某種異常，這點如果真的存在，就會反過來確實導致牛皮癬，而且確實牽扯到身體的排泄功能，因為皮膚就跟腎臟、肝臟、腸道一樣，也是排泄器官。

多年來從凱西通靈解讀收集到的資料中，牛皮癬是一個經常討論的主題。弗瑞德·蘭斯佛德（Fred Lansford）博士針對牛皮癬寫了一篇醫學評論，而且當我們用哥倫比亞分校的透析成果關照透視時，蘭斯佛德提供的資訊就特別有意思。且讓我簡單地引用在蘭斯佛德的原稿中找到的三篇凱西解讀：

> 有擾人的症狀使得這個身體內部的功能無法好好運作。這些主要與腸道失調以及排泄系統欠缺適當的協調有關。所以，十二指腸裡和整個空腸中存有那些症狀，在那些地方，造成好像腸壁又小又薄，好像十二指腸的腸壁總是平整光滑，不是褶皺狀，而褶皺狀是胃內

容物在消化期間流經這些區域時應該存在的樣子。結果是，血流供應產生紊亂，表面循環有刺痛感，於是表皮中的那些區塊顯示，原本應該經由消化道運載的排泄，基於上述原因，正透過呼吸系統排泄。

3373-1（女，七十四歲）

問題1：牛皮癬始終來自同一個原因嗎？

回答1：不是，但時常是因為排泄系統欠缺適當的協調。有時候，壓力可能存在於擾亂均衡的那些區域，包括心臟與肝臟之間，或是心臟與肺臟之間，但引發牛皮癬的原因始終是：整個消化道欠缺淋巴循環，以及全身吸收了這類活動。

5016-1（女，二十五歲）

回想在某些時候，我們罹患了因有毒力道而存在的病症，或是因為不斷積累，導致消化道排泄不當的頑固病症。因當時系統中糞便的力道造成的這股使勁，容易導致腸壁本身變薄，製造出原本應該被淋巴和排泄器官吸收的分泌物，於是血液被耗盡——屢屢因身體受外力而引起皮疹發作。

622-1（男，二十九歲）

凱西資料似乎總是看見人體中因生理機能異常造成的問題，而異常又起源於心態、情緒的反應方式，或是靈性的因素。這些似乎始終是非常根深柢固的反應模式，本質上是慣性的，甚少被理解；而且，當這些被顯化在人體中時，它們變成真實的，變成物質身體的，然後被稱為疾病。

研究人員的工作應該要給予牛皮癬患者更多的希望，當然也要使他們更加理解到，如凱西資料中見到的各種治療提示，可以對皮膚產生有裨益的效力。所有這一切引領我體會治療牛皮癬患者的經驗。我們親眼目睹這些人因使用這些凱西提示而痊癒。有幾則具體的提示用於全身性治療，旨在㈠改善食物同化的功能以及排泄的過程；㈡澈底清除在循環系統和消化系統中積累的有毒物質，以及㈢腸道病變的癒合，允許有毒物質滲漏到循環系統中。

所以，使用正骨療法；榆樹水、黃色番紅花、毛蕊花茶；基本膳食，剔除脂肪、甜食、酥皮點心，加入大量水果和蔬菜；大腸水療法；偶爾使用三鹽法（硫磺、羅謝爾鹽、塔塔粉，三者等量充分混合），每天一次或兩次，每次一茶匙，我們親眼目睹來看診的牛皮癬患者大幅改善了。

對一個十二歲女孩來說，牛皮癬是個悲慘的問題。莎莉很了解這點。她的父母親帶她去看當地綜合醫院的皮膚科醫生，她做了三個月的紫外線治療、採用沐浴油、頭皮專用洗髮精，症狀不見改善。改用太陽燈、軟膏、貝克 P & S 油（Baker's P & S）構成的新療法，症狀稍微改善了一陣子，接著，在這四個月期間，那些病灶翻倍並惡化。然後莎莉的父母親要莎莉按照凱西的規定進食；在病灶最嚴重的部分和頭皮上，局部塗抹花生油，同時採用洋甘菊、番紅花、毛蕊花、榆樹茶。莎莉開始迅速（兩週內）改善，治療一年後，牛皮癬的問題不見了，除了頭皮上還有兩個很小的斑點，似乎還在清理。

緩解牛皮癬的最佳方法，無疑是調整飲食。這個主題一再出現在凱西解讀和我們自己的經驗中。然而，其他因素也大有幫助。正骨療法經常被推薦，那需要耐心，以及在付出耐心的同時好好應用準則。有耐心、堅持不懈、始終如一，這三個詞彙在凱西解讀中經常出現，講述了成功的故事。

硬皮病

硬皮病屬於所謂的膠原性疾病，或是身體結締組織的病症之一。在人體內顯化如此異常的其他疾病，包括：結節性動脈周圍炎、系統性紅斑狼瘡、皮膚肌炎，以及所謂多發性動脈炎的變種。這些疾病往往難以診斷，乃至更難治療。凱西給出的不少解讀和許多提示，都與這個極具破壞性的疾病相關。

一九六八年，在我們於鳳凰城舉行的第一屆醫學研討會上，加州皮膚科醫師小艾倫·康特維爾（Alan R. Cantwell, Jr.）帶著他的探討相關硬皮病的第一篇報告，向我們引介了這個事實：耐酸細菌存在於硬皮病患者的皮膚之中。與此同時，康特維爾醫師確認了凱西經常示範演出的精確醫療靈視力——因為凱西在一九二〇年代說過，這類細菌存在於這些病患的皮膚中。

然而，艾德格．凱西並不是看見硬皮病是由細菌引起的。這病是一個過程，而且是複雜的過程，不僅影響皮膚，更影響造血的結構區，例如，骨骼和肺組織本身。這是一個造成血液硬化或凝結的過程，主要是由於血液本身企圖產生凝血——那是身體內的創造性過程，於舊組織正常死亡時逐步建立新的組織。這點在皮膚中顯現得最為逼真，皮膚本身各層的表面循環就涉及這個過程。所以，這些區域的末端神經，因為參與了這個過程而變得死氣沉沉，結果導致急性疼痛以及對自主神經系統做出反射，於是自主神經系統也參與其中。就這樣，全身的器官都被打亂了。

身體內有腺體（以硬皮病為例，主要是甲狀腺、腎上腺、肝臟），而腺體變得不足以提供通常可以使皮膚的所有部分保持正常的元素。在能量形成結構的過程中，這些腺體元素是必要的，而凱西曾在解讀中多次描述過這事。由於欠缺這些激素，對腺體造成的效應顯然是，產生結核桿菌的速度，快過腺體可以被重建的速度。這變成帶有淋巴發炎的「消耗」症狀，消耗的區域介於外部、內部以及皮膚表層的最內側部分。

當然，末期病例幾乎包含身體的所有部分。因此，功能失常的呼吸系統很難提供身體需要的氧氣，於是整個身體的張力更大。這些症狀愈演愈烈，同化變得更加困難，愈來愈無法勝任，於是體內欠缺重建活動的情況變得日益嚴重。所以，腺體被視為導致結局困頓的主要原因，除非採取措施逆轉趨勢並重建身體。

從凱西解讀得出的綜合療法是，使用原子碘（Atomidine）和濕電池（wet cell battery）對治腺體系統、神經，為身體帶來需要的能量；某種膳食養生法以及照料同化器官，以此提供整個消化道所需要的；經由按摩和蓖麻油之類的塗抹，局部治療肌膚；吸入劑淨化肺部，使氧氣供應保持在升級的狀態；其他療法，例如，大腸水療法，以及更嚴重的病例可能需要的其他措施。

採用的膳食始終是鹼性或鹼灰（alkaline-ash）飲食，以許多葉菜作為主要原料。魚肉、禽肉、羔羊肉是最佳蛋白質，但嚴禁油炸食品。建議食用蔬菜湯和其他容易同化的食物。還建議用patapar紙*或同等的烘焙紙（parchment paper）†烹飪蔬菜，這些在多數的健康食品店均可購得。蔬菜湯不宜加肉一起煮。

硬皮病是一個疾病過程，在凱西提出的復健養生法當中，它往往以最可喜的方式逆轉。已故的法蘭克·道賓斯（Frank Dobbins）醫師在紐約地區執業多年，退休後住在邁阿密西礁島（Key West），在他離世之前，開始讓一名病患接受這個療程。我收到了這位溫文儒雅的病患的來信，當時他發現自己幾個月來沒醫師可看。他身上的反應非常值得注意，我想讀者會希望知道他來信中的幾段引述。

在我開始這些治療之前，因為是ARE的會員，我收到了凱西談論硬皮病的檔案，因此在「找道賓斯看診」之前，已經持續一年多用蓖麻油、花生油、橄欖油按揉患部。在按揉蓖麻油和使用蓖麻油包之前，我的腳踝和小腿是血紅色的，現在看起來很正常……

醫生，我很高興向你報告，我似乎已經逆轉了硬皮病的虛弱效應，而且身體的幾個區塊好像擺脫了最難受時的情況，或是已大幅改善。前臂上之前感覺像石頭且沒有彈性的皮膚，現在可以用力推擠和拉扯。雙腿感覺好多了，現在可以走上好幾個街區才覺得累。此外，關節疼痛減少許多，手指尖和腳底有感覺了。我能夠訴說的最美好事情是，親朋好友對我的態度不再是好像我快死了。

當我們治療患有這類嚴重疾病的個人時，蓖麻油和硬皮病經常齊聚一堂。蓖麻油包在許多方面幫得上忙，其中之一是局部軟化塗敷處的肌膚。在凱西為罹患此症的病人提供的許多解讀中，我發現提示時常是，先用碳酸氫鈉（蘇打）水清洗肌膚，再敷上浸滿蓖麻油的絨布。由於在移除蓖麻油包之後，蘇打水潔淨肌膚的效果極佳，是少數能夠去除油脂的東西之

註解

* 譯註：一種蔬菜羊皮紙。

† 譯註：棕色羊皮紙。

一，所以我認為，凱西的提示可能與在敷療蓖麻油包之前先去除皮膚中的毒素有些關係，如此，毒素才不會因為使用熱敷蓖麻包而被帶進體內。

皮膚癌

皮膚癌在初期階段很棘手，當然，如果在擴散到身體其他部位之前不先行治療，它們會危及生命。在此，我的宗旨只是提到一些簡單的方法，中斷皮膚癌的初期發展。這些有時候有效，有時候無效——不論是什麼癌症，都有許多因素在人體內運轉作用。皮膚癌肯定是一種涉及本章和本書探討的所有概念的病症。再怎麼強調也不為過的是，癌症一定要得到局部治療或是被移除，才能稱之為得到需要的治療。否則，當癌症轉移或擴散到身體的其他部位時，一個人的寶貴生命就受到威脅。

皮膚癌似乎更常出現在臉部以及手臂和雙手的暴露部位。建議每天經常針對這些病變區塗抹蓖麻油，同時觀察病變的進展或消失。我從沒使用過原子碘局部治療這些皮膚問題，儘管已經發現原子碘在治療小範圍的皮膚刺痛和輕微感染時很好用。最近我們收到阿拉巴馬州伯明罕一位通訊會員的來信，他說他如何使用原子碘治療臉上的皮膚癌。他已經被皮膚癌困擾了大約二十五年，曾經動手術切除一些，後續以X光追蹤。病理檢查證實，這些病變每次都是惡性的。

過去幾年來，他走出了一個新的方向。因為從凱西解讀中讀到使用原子碘刺激腺體活動的內容，他推斷，這應該可以解決皮膚癌。就這樣，他開始局部使用原子碘。且讓我引用他的話：

先用「油性肌膚專用的賽伊曼（Sayman）皂」清洗該區，去油，讓原子碘可以與肌膚接觸。然後用滴管滴一滴原子碘，讓滴劑留在癌症皮膚上，直到乾掉為止。每天早晚這麼做。唯一的不適是在原子碘乾掉之前會有輕微的刺痛。大約二十五分硬幣大小的區塊出現了一些腫脹和發紅，但這在幾天後就消退了。治療持續了一週左右。有些時候，仔細檢查會發現小小的輕微凹陷殘跡，但基本上沒有留下疤痕。我用這個方法移除了十或十二個區塊，沒有不良效應。

以此作為手術的替代方案，我的通訊會員認為可以接受。當原子碘在皮膚上停留三十秒到一分鐘時，它開始微微燃燒——不嚴重。但沒有傷害出現，而且每當我在皮膚上使用原子碘，從不曾發現它是有害的。

蓖麻油已經廣泛用於皮膚癌的病例。一位與凱西療法密切合作的醫師報告說：

關於皮膚……一位大約六十八歲的男性耳朵上有個難看的病變，八成是早期鱗狀細胞癌；沒做切片檢查。這個病變已經存在多年，患者曾經從左耳這個特定病變附近移除基底細胞癌。不管怎樣，塗抹蓖麻油和樟腦油兩週後，病變消失了，而且沒有再復發。這個治療始於一九六九年十二月。

另一名患者，六十一歲的女性，外耳道內有一個病變，呈現粗糙、鱗片狀，而她用了蓖麻油加樟腦油。病變消失，且在治療大約三週後，依舊不見病變的蹤影。從四月二十二日以來並沒有復發。這個病變當時已經有點出血，而我認為，這點促使二油組合的結果更加引人注目。

其他皮膚病

我的一位朋友不斷抱怨手上的皮膚炎。十二年來，她的手掌一直有非常惱人的皮疹。她看過許多醫生，扎扎實實地用過幾十種藥，但都沒有真正值得注意的反應。她在凱西解讀中讀到提示使用金縷梅，於是開始一天數次，將金縷梅塗抹在手上。短短兩週，手的狀況大幅改善，接近正常。金縷梅（witch hazel）源自於學名叫做*Hamamelis virginiana*的小型灌木，葉子和樹皮被用來製作這種舊式藥物。有含酒精和不含酒精的金縷梅藥。金縷梅已被用於內服治療腹瀉，但最常用作止血藥，或是用於清洗燒傷、瘀傷、皮膚刺痛，以及其他形式的外部發炎。

口瘡、唇疱疹、口瘡潰瘍——儘管名稱不同，但似乎全都關係密切。一九七二年，哈維・羅斯（Harvey Rose）博士報告，針對一系列病例，他先用原子碘塗抹於病灶，讓藥停留在患處三十秒，然後塗抹甜味白芬劑。這麼做幾乎立即緩解不適，而且他報告，即使是抗藥性病例，也在一到三天內出現癒合。

療癒補充說明

在對人體施作某一療法時，要有耐心、堅持不懈、始終如一（不論是針對皮膚癌或是某個鼻竇症狀），這喚起當事人的需求，贊成給予他的提示，同意此法可行，允許事情發生，並接受這一切帶來的結果。

第二十二章

心臟和脈管系統

當心臟或整體脈管系統的一部分出錯時，這往往是危急事件。然而，之所以發生這樣的事，可是好長一段時間逐漸形成的一系列事件帶來的結果。舉個例子，需要好幾年的時間才能在心臟的冠狀動脈中積累足夠的膽固醇斑塊，為典型的冠狀動脈凝血或血栓形成埋下伏筆；於是接下來的幾年，有時會持續一輩子，必須小心謹慎，防止這類心臟病發再次出現。

本書的關注點——尤其是本章，在於提供概念和方法，當這些被好好應用，起到預防這類嚴重疾病的作用，或是冠狀動脈病變之類的事件發生後，協助身體再生。除此之外，本書還企圖介紹可以應用在個人家中的輔助法，往往可以逆轉在某個時候折磨我們多數人的其他常見問題。

必須被理解的是，身為人類，我們遭遇的所有疾病都代表一個時間取向的過程，由某種紊亂的生理構成。換言之，問題的源頭在於我們自己的本體存在（being）之內，不論那是由降低身體抵抗力的情緒混亂造成，從而導致感染，還是來自具有業力氣息的某種損傷，因而產生某些不利的神經活動，終至演變成多發性硬化症之類的疾病過程。所以，為了防止疾病發生，或是為了在疾病發生後使身體復元和再生，在這兩種情況下，患者都必須採用使身體能夠逆轉方向的治療準則，修正損傷，或是建立免疫力並預防感染，回復身體系統的完整性。

心絞痛

根據凱西解讀的信息，心絞痛或嚴重的胸部疼痛，是由於一系列的生理機能障礙引發的，包括食物的同化、身體排泄「已用過和被拒絕的力道」、循環系統的平衡、以及腦脊髓和自主神經系統之間的關係。心絞痛還涉及肝臟、肺臟、心臟之間的協調和密切的相互關係。治療的關鍵在於功能，意指，即使一個人一直無法透過心和靈的活動做到同樣的事，落實某些「物質身體的程序」也可以帶出預期的結果。

一、就一切病例而言，「毒必須被帶走」。每月一次高位結腸灌洗或許可以當作標準程序，加上注意每天正常排泄；適當的泌尿功能；運動鍛鍊使身體經常出汗（運動鍛鍊要慢慢開始，逐漸增加）；改善身體的呼吸習慣。這些程序全都有助於為整個身體帶來均衡的排泄。

二、飲食應該是正常的基本膳食。要吃全麥麵包，戒絕白糖或白麵粉製品。禁止油炸或加工食品。大量的新鮮蔬菜和新鮮水果。煮熟的蔬菜是可以接受的。不吃豬肉，只偶爾吃牛肉。魚肉、禽肉、羔羊肉是可以接受的。凱西提示不宜添加濃縮維生素；然而，如果某人覺得他的食物缺乏維生素而必須添加，那就可以添加維生素來幫助身體。

三、解讀中提示使用原子碘幫助平衡循環系統。

四、經常建議按摩整個下肢，促進足部和腿部的循環。按摩油的組合，其中一個建議是：

橄欖油　1盎司（約二十八公克）
複方安息香酊　1盎司
芥子油　5滴

五、經常推薦正骨治療或深度按摩，尤其是上背部，有時要長時間施作。針對某人，凱西建議每週治療，持續三十週，而針對另一個人，則建議一週治療兩次，持續十週。

心絞痛不見得總是出現在心臟病發之前，但預防或照護心絞痛患者的一般準則，肯定與冠狀動脈粥樣硬化或心臟冠狀血管內部硬化區的積累有直接關係。逆轉當初控制鈣和膽固醇沉積成斑塊或硬化區的程序，可以縮減動脈中的動脈粥樣硬化，乃至使其消失，就像當初形成時一樣。

多年來，並沒有「確鑿」的科學證據證明這些斑塊可以被逆轉。然而，一九七八年發表的一項研究顯示，動脈粥樣硬化其實是可以改善的。大衛・布蘭肯宏（David Blankenhorn）報告，他的小組針對II型和IV型高脂蛋白血症患者進行股動脈造影，用數位圖像處理取得動脈粥樣硬化病變大小的電腦化估計值。他們做了初步量測，然後為二十五名患者安排了適當的飲食和藥物計畫，十三個月後再重做一次股動脈造影。有十四名患者的病變大小消退了，其他四名患者的病變沒有進展（《循環期刊》*Circulation*，五十七期〔一九七八年〕：355-61頁）。

凡是曾經針對罹患明顯大動脈疾病的患者，使用過營養和鍛鍊計畫的內科醫師，都在臨床上觀察到，大幅鏡映出結構的功能顯著改善了。在我的工作裡，將凱西解讀的概念落實到醫療實務的過程中，經常目睹這類反應；但這仍然需要研究中心證實：一個人臨床意識所大聲疾呼的必定是事實。凱西解讀之一給出了身、心、靈的原理，闡述了身體再生或斑塊消退的概念：

> 一個人應該要考量到，就像在這個身體裡，物質身體在創造的過程中，過去和現在都被賦予了自行複製的能力。因此，每一個器官，身體的每一個部分，由於身體、心智、靈性

生活之故，都可以分泌需要自行複製的部分，俾使成長至更好的狀態——或是達到可以自行準備的境界。當這些活動故障時，一定要好好補充，否則它們會召喚生物體的其他部分——於是以或這或那的形式逐漸解體。

3337-1

中風

其他常見的脈管系統疾病——中風、高血壓、血栓性靜脈炎，僅舉幾例——其實都是新陳代謝紊亂的最終產品，此一症狀可以採用本章描述過的同樣護理概念來預防。例如，導致中風的基本原因是系統中的毒物累積，包括排泄不良、不當的飲食、食物同化失常。其中最重要的八成是，壓力導致的血壓不斷升高一直沒有被抵銷；於是造成危及生命的重大危機。

在考量中風涉及的生理機能時，重要的是要記住，四肢和肢體運動能力（肌肉能力）的運作，並不是完全取決於大腦及其給出的方向。如果運動控制中樞、脊髓內的神經中樞以及交感神經節，在中風後復歸平衡，應該就能夠恢復完全的功能，只要大腦的損傷不至於嚴重到導致死亡。循環系統、交感神經系統、運動中樞之間的功能平衡是一個關鍵因素。有四個基本的治療原理需要好好遵循：

一、利用盆浴、排汗、大腸水療、按摩等等使循環不至於進展到更有毒且更不平衡的狀態。

二、首先採用清淡的膳食，例如，果汁、半熟蛋和吐司或是煮熟的食物。戒絕油炸食品，禁食豬肉，不准吃白麵粉或白糖。可吃的肉類有魚肉、禽肉或羔羊肉。蔬菜汁始終是好的。

三、運用正骨療法、物理治療或深度按摩，移除交感神經中樞和運動中樞的壓力。

四、促進態度和情緒的改變，幫助身體重建，回復正常。這不僅與中風患者本人的努力有關，也涉及家庭成員和外來專業人士的協助。

最好研究一下ARE的〈傳閱檔案〉關於「中風」（Apoplexy）的部分，Apoplexy就是「中風」的舊式說法。該檔案載明的資料比這裡可以提供的更詳細，但原則相同。凱西在給出建議時可能看似不斷重複，但卻始終如一地表示，唯有當一個人始終如一地應用建設性的療法，加上堅持不懈和耐心，修正才會到來。

血栓性靜脈炎

血栓性靜脈炎（又稱：靜脈血栓）有時是嚴重的病症。它可能釋放血塊的一部分，而血凝塊可能流過靜脈，返回到心臟，以及停留在肺臟，導致嚴重的肺動脈栓塞，有可能致死。如果妥善照顧脈管系統，這些血栓就不會發生。我家人的腿部血栓性靜脈炎提供了一個機會，讓我們可以運用凱西資料詳細闡述的某些概念。醫生被告知要「療癒自己」。所以，幾年前葛蕾蒂絲的左側大隱靜脈發炎時，我們倆就一起想辦法治療。有壓痛，中度至重度疼痛，還有可觸及的血栓，但組織中沒有水腫或是過多的液體積聚。隨著病情的發展，發炎出現在靜脈上，上行穿過膝蓋內側。臨床上涉及的結構大約十三至十五公分。症狀開始於某個晚上，當夜惡化，治療一直到隔天上午十點左右才開始。我們使用的治療方法是：

一、清淡的高維生素膳食，搭配強制補液。
二、患部敷用蓖麻油包，用王牌繃帶固定好。
三、增加維生素攝取量（如果遵照第一點，可能就沒有必要）。
四、某位朋友的療癒之手。

在我們看來，膳食是每一種疾病的珍貴治療工具，尤其是急性病症。多年來，蓖麻油包一直是這些疾病和類似病例的最重要治療方法。我們身旁通常沒有經驗豐富的人可以出手治療，所以不得不滿足於自己親手照護和敷用蓖麻油包所帶來的愛。由於最常靠物質身體的施作來療癒身體，所以我們的意識也就最容易對這類物理療法做出回應，因此，假使僅限於一種療法，我們一定會使用蓖麻油包。

成果非凡卓越，就跟我們之前治療過的一些表面血栓性靜脈炎病例一樣。第一和第二天白天期間，蓖麻油包一直敷著。二十四小時過後，沒有發紅，沒有疼痛，只有微微殘餘的壓痛。三十六小時內，沒有任何殘留症狀或異常發現：葛蕾蒂絲很健康；而且沒有再復發。

對於傳統的血栓性靜脈炎治療法（彈性繃帶和抗發炎劑），通常的反應是，五到七天後經驗到疼痛和腫脹緩解。如果屆時還解決不了，往往建議血管手術。切除患部靜脈可以加速治療，預防血栓深入延伸和可能的肺動脈栓塞。傳統醫療文獻並沒有提到膳食原則在預防或治療血栓性靜脈炎中的重要性；而且，當然蓖麻油包也尚未演變成大眾接受的醫療實作。

靜脈曲張

下肢靜脈可能會以其他方式帶來麻煩。當存有足夠的全身毒性或機械性創傷時，靜脈曲張就可能逐漸形成。這些通常出現在雙腿，原因在於身體的直立位置和這些結構壁上的重力，導致雙腿的靜脈在身體所有靜脈中承受著最大的張力。

由於子宮內嬰兒成長的位置所造成的壓力，分娩有時會引發靜脈曲張。但最常見的是存有潛在的問題（膽囊疾病、腎臟和膀胱功能不當、一般毒性等等），這些為靜脈曲張的起因埋下了病根。通常是靜脈曲張反過來使血栓性靜脈炎變成有可能的。因此，脈管系統內存在著許多關係，而我們已經發現的有效治療法就包含了已經提出過的幾則建議：

一、改善下肢循環，透過起床後和到處走時，都套上彈性襪或綳帶；可能的話，經常抬高雙腿；使用有刺激性的油（譬如，等量的橄欖油、沒藥酊劑和複方安息香酊）按摩雙腿，多走路，而不是常站立。凱西說，走路永遠是最好的運動。

二、正骨療法旨在減輕相關神經通路的壓力。

三、改善排泄。

四、膳食因素帶來更好的酸鹼平衡。

五、毛蕊花茶。

內服毛蕊花茶，一週不超過三次，但每次都要喝新鮮的。準備毛蕊花製作的茶。為求一致性，最好使用乾的毛蕊花，以拇指和食指捏一小撮，放進茶杯，倒入沸水，如此靜置三十分鐘，過濾，放涼，飲用。這茶反應到肝臟、肺臟、心臟和腎臟，可以在循環中產生協調的活動。毛蕊花茶療癒上述每一個器官，也促使整個消化道變得更好。

5148-1

陣發性心跳過速

暫且離開血管這個主題，我想討論一個異常的陣發性心跳過速的治療實例。在某種意義上，這類問題發生在當心臟的電流無所適從時，且心跳的刺激位點設定在心壁之中，而不是允許心臟收縮由大自然設計且位於心臟外部的那組神經所引導。這使得心跳速率加倍，有時候接近正常速度的三倍，而且受測者常會感覺到胸痛，導致他認為自己快要心臟病發。這個病症相當頻繁，多數情況下，只要遵照本章概述過的建議，即可預防或排除；而且，為了治療眼前的症狀，有創意的臨床醫生多年來已經發明了不少創新的方法。有時候這些方法成功了，有時候則毫無成效。

兩、三年前，一名年屆中年晚期的女子成了ARE診所的病患，她的醫生提出了一套新方法解決心跳過速的問題。她被指示要深呼吸，然後將臉整個浸到很冷的冷水中——只是暫時那麼做，但時間要長到足以感覺到水的寒冷。她認為這個程序很奇怪，因此一直到第二或第三次看診、被問及有沒有成功辦到之後，才開始照辦。這個提示被強化了，她的臉一浸到水中，心跳過速便立即停止。這就好像屏住氣息，或是對著一只袋子呼吸，或是在脖子側邊施壓。顯然，這對自主神經系統產生電擊般的效應，因而終止了心跳過速的模式。

補充說明

顯然，我們不常處理導致嚴重殘疾和經常帶來死亡的心臟和血管疾病。不管怎樣，預防和一般復健或再生的原則也適用於此，可用來讓選擇使用這些方法的個人擁有更優質的健康。這並不容易，但通常成效是值得的。

第二十三章

骨骼、關節和韌帶

想到骨骼和關節，我立刻想起一位年近退休且膝蓋既僵硬又疼痛的病患。他超重，而且飲食通常不健康——他喜歡溺愛自己。他因血壓稍微升高而來找我看診的時候，表示他的膝蓋幾個月來一直給他惹麻煩。我了解他不是特別善於遵從具體的指示，所以建議採用我所知道最簡單的養生法：用附近超市可以買到的花生油按摩膝蓋。一個月後，我再次見到他，他的膝蓋完全沒有症狀了。用花生油好好按摩有毛病的關節，是凱西解讀中最常見的提示之一。

當問題嚴重時，扭傷、骨折、關節炎，全都需要由那些領域的專家進行治療，但在需要諮詢骨科醫師之前，有許多事可做，在看完骨科醫師之後，往往有更多事可做。關於關節炎及其治療，凱西有許多話要說。

一九三〇年代，凱西明確地建議一位自然療法醫師到約翰·霍普金斯醫院（Johns Hopkins

Hospital）尋求外科醫師的協助，治療患者一直沒有正常癒合且仍舊對大腦造成壓力的顱骨凹陷骨折。再怎麼按摩或施作物理治療，都無法幫助這人讓該部位回復正常。不管怎樣，凱西將一切治療方法看作是基於療癒而進行物質身體的施作，因為他總是將療法關連到對神的意識和覺知。

> 請記住，身體的施作——或是機械性施作，或是藥物治療，或是這類主動力道，都是神性的表達；祈禱和靜心也必定是一樣的，只要可以為身體帶來幫助。
>
> 1289-2

凱西資料中，骨折和扭傷被施予特殊的治療，根據的基礎概念是，人基本上是由電導向且被電激活的存在（being），容易因磁場和帶電物質之類的「振動」影響而改變。全美各地的實驗室已經示範證明，將電流引入至骨骼的「不連接骨折」（nonunited fracture）區，可以帶來前所未見的癒合。凱西建議，遇到這類病例時，用醋和鹽混合物（當然是電解質）按摩，而且經驗已經證明，這些做法肯定有幫助。

扭傷和骨折治療法

一九七六年，我收到法蘭克・奧斯瓦德（Frank Oswald）和桃樂絲・奧斯瓦德（Dorothy Oswald）的來信，他們是參加了維吉尼亞海灘市某場聚會的ARE會員。下述內容摘錄自他們的來信：

去年夏天，我們在維吉尼亞海灘市聽說過你。我丈夫是鎖骨骨折病患。我們一回到家，就開始用鹽、醋、沒藥、橄欖油治療。下次看診（相距一個月）時，骨科專家說：「我從來沒見過成年人的鎖骨癒合得那麼快。」

凱西在為逐步擺脫膝蓋骨骨折以及膝蓋韌帶僵硬、日漸康復的四十歲男子（438-5）解讀時，建議：

第一天，用等量的橄欖油和沒藥酊劑按摩。

第二天，用食鹽和純蘋果醋按摩。

隔天交替使用這兩種方法；一開始可能會引發疼痛。

我的一位好友，肩部脫臼，由他的骨科醫師治療了，也緩解了。然而，他持續感到肩部疼痛和腫脹，功能受限剩原本的二分之一。他依照上述建議展開相同的療程，且在幾個月時間裡，肩膀逐漸回復正常。那不是立即的，但他有耐心、堅持不懈地按摩那側肩膀，造就出正常的關節。

以下是凱西解讀推薦的另一種油品，用於幫助修復骨折的膝蓋：

花生油	4盎司（約一一三公克）
松針油	1盎司（約二十八公克）
黃樟根油	1盎司
溶化的綿羊油	$^1/_2$盎司（約十四公克）

這些物質要按照給定的順序添加，用來按摩，與鹽加醋混合劑交替使用。

這些特別的物質並不是扭傷的唯一可能療法。記得幾年前在醫院急診室看見一名以前我從沒見過的女子，她扭傷了腳踝，很痛。X光顯示沒有骨折，因此我建議她用蓖麻油包將那個腳踝包裹起來，用王牌繃帶固定好，整個週末盡可能這樣敷著。隔週週一我再次見到她，她的腳踝不疼不腫了。

在加州阿西洛瑪州立公園（Asilomar State Park）舉辦為期一週的ARE課程上，班上一名五十五歲的女子扭傷了腳踝——不很嚴重，但是很痛，而且情況糟到整個下午的課程和晚餐，她都嚴重地跛著腳走路。那天晚上，持續一個半小時，她（自願）將腳踝包裹在蓖麻油包中，還在油包上用了加熱墊。然後，上床睡覺時，她取下加熱墊，只用毛巾別住蓖麻油包。第二天早上，我見她在阿西洛瑪園區到處走，欣賞風景——沒有跛腳，不痛，而且我在事後發現，她沒有因那次扭傷造成腫脹或殘留症狀。

針對足弓無力的問題，凱西解讀給出的答案，示範了療癒以及如何自助的要點。

問題18：為什麼我的足弓總是無力？我可以鞋子裡不加足弓墊到處走嗎？

回答18：可以肯定的是，如果腿部和足部——尤其是跟腱滑囊——受到刺激，情況尤其嚴重。針對這類刺激（包括按摩薦椎和腰椎神經叢，那可以刺激脈衝傳達至下肢），我們會建議使用以這個方法備製的複方（那會讓身體本身有許多事可做）。

每天晚上就寢前，用非常溫和的單寧酸浸洗足部和腿部直到膝蓋，單寧酸最好用咖啡渣製作（針對這類病症）。準備將咖啡渣扔掉時，先加入一加侖半（約五．七公升）的水，煮沸十分鐘，倒出來，讓它冷卻到下肢可以浸泡在裡面的溫度。按摩腿部和足部，尤其是腳跟和足弓及腳趾，讓腿部和足部一直浸泡在溶液中，明白嗎？當然，全部的量都要用上；將咖啡渣濾掉；讓腿部和足部浸泡二十分鐘。

浸泡完後，用下述複方按摩腿部和足部五至十分鐘；以下述順序將這些原料加在一起：

俄羅斯白油　　　　$1/2$品脫（約〇．二公升）

金縷梅　2盎司（約五十七公克）
擦拭酒精　4盎司（約一一三公克）
黃樟油　3滴
辣椒酊劑（Tincture of Capsicl）　2滴

那會讓溶液變得夠熱！只用皮膚可以吸收的量按摩。要將整個溶液搖晃均勻，因為黃樟油容易浮在上層——明白嗎？將少量倒入一只淺碟中，只按摩雙腳和腿部直到膝蓋，包括膝蓋在內。自己動手吧！然後我們可以擺脫這類麻煩，而且它會在許多不同的方面幫助身體。你將可以走十六公里路，而不是八公里喔！

386-3

關節炎

主要有兩大類型的關節炎，而且兩者差異極大——骨關節炎（osteoarthritis，肥大）與類風濕性（rheumatoid，萎縮性）關節炎，前者導致關節、肌腱、韌帶中的鈣積累，後者造成發炎性變化和鈣的最終流失。這些是冗長而複雜的問題，目前有成千上萬的內科醫師，畢生致力於治療和研究罹患關節炎的人類。

在此，說這些大概就夠了，根據凱西解讀，關節炎通常是由排泄不當引發的。然而，這個疾病的解決方法並不像原因那麼簡單；何況原因本身其實並不是那麼的簡單。在類風濕性關節炎中發現的疾病嚴重程度，以及其適當的預後，不禁讓人懷疑，該病異常的生理反應出自某個相當深入的起源，也有許多非常深奧的分支。同時，兩種關節炎病症都有某些共同的基本致病因子——也就是，排泄不良，加上與其相關且有時致病的症狀、不充分且不完整的同化。因此，一個人吃進的膳食以及透過四個管道適當排泄，變成了成功逆轉關節炎症狀的重要關鍵。同化和排泄兩者可能因許多方面而受到影響，有時候，關節炎的治療與這兩種功能並沒有直接的關連，儘管兩者仍然具有重要的影響力。

我們來看一名六十八歲的男子，他是我長期照料的個案。差不多十年前，他首度被斷定擁有一根半僵直的脊柱，是晚期肥大性關節炎造成的。他可以左右轉頭，或許只是左右各五度，而且整條脊柱在各個運動方向均嚴重受限。整整一年，每夜上床睡覺前，他妻子就用電動按摩器按摩他上半身的脊椎和頸部，只按摩十分鐘。每夜如此。至此，他可以朝左右各轉頭三十度，甚至可以回頭看看是否有車子從後方靠近。他的脊椎鬆了許多，他因此大受鼓舞。今天，他已經可以充分轉頭，繼續執行著一套修改過的治療方案。他一開始就確實改變自己的膳食，且始終對自身的康復抱持正向的態度。由於這個身體可以吸收鈣，因此嚴重鈣化的椎骨功能可以真正被修復。所有這一切的發生，不全是因為他的妻子每天按摩帶來的局部效應。然而，由於按摩脊柱上背部區的交感神經節引發神經的活動，因此對胃、胰腺、肝臟、膽囊等同化器官產生了極大的影響。所以幫助會以許多方式出現喔！

當關節炎患者開始採用凱西解讀推薦的治療方案時，膳食擔負起一個重大的角色。這類膳食似乎總是應該具有通便的性質。凱西一次又一次地建議，常用芹菜、萵苣、胡蘿蔔、西洋菜，加上明膠製成沙拉。他說，這將會提升所有這些蔬菜和明膠本身的價值，且對身體有裨益。對某些人則建議提供通便效果的無花果和椰棗，而且發現蔬菜汁尤其有幫助。煮熟的甜菜根和胡蘿蔔，以及各式各樣的蔬菜，大部分總是用得上；同時經常建議中午吃一餐綠色生鮮蔬菜。

魚肉、禽肉、羔羊肉被視為肉類的主要來源；而且禁食油炸食品。關節炎患者該不該吃許多鹽（氯化鈉類型）還是個疑問。此外也應該避免又吃澱粉又吃甜食；這意謂著沒有蛋糕和酥皮點心。蜂蜜或玉米糖漿或蕎麥蛋糕或玉米麵包，諸如此類都是可以的，但不要搭配白麵包。顯然，用於蛋糕、酥皮點心和麵包的白麵粉，與甜點結合會產生有害的影響。膳食應該要均衡，但不宜含澱粉類食物。綠葉蔬菜始終是極好的，應該要優先於豆莢或球根類植物。野味也是關節炎的絕佳食物。凱西解讀中常見的膳食主題是：增加生鮮蔬菜，減少肉類，不准喝碳酸飲料、含酒精飲料或是興奮飲料，而且要避開脂肪；這類膳食產生的鹼性似乎是努力的目標。

若要增強排泄，好幾種方法都有幫助：蓖麻油包、每夜就寢前口服五或六滴蓖麻油、大腸水療法或是灌腸。各種類型的水療也有幫助：一般熱水浴、瀉鹽浴（在一整浴缸的水中加入一．一公斤至二．二公斤、乃至四．五公斤的瀉鹽，浸泡身體五或十分鐘，或是更長的時間——直到好好發汗為止）、熏蒸浴、蒸汽櫃治療、按摩浴缸或熱水盆浴或坐浴療法。按摩、用電動按摩器治療，或是正骨療法，都是增加淋巴引流和放鬆肌肉和肌腱的重要方法。運動鍛鍊也可以履行這些功能。油品經常與按摩一起使用；尤其有效的是：橄欖油和花生油各二盎司（約五十七公克），加一盎司（約二十八公克）綿羊油。對於顯然有很大同化問題的個案3244來說，凱西推薦下述組合油：

Usoline或Nujol（俄羅斯白油）	4盎司（約一一三公克）
松針油	1盎司（約二十八公克）
橄欖油	1盎司
花生油	1盎司
液化綿羊油	1盎司

凱西解讀給出了另一種油品組合，僅在瀉鹽浴之後使用——產生一定程度的熱和刺激，有時候那樣其實更好：

Usoline或Nujol（俄羅斯白油）	4盎司
花生油	2盎司（約五十七公克）
黃樟樹根油	1/2盎司（約十四公克）

松針油　1/2盎司
芥子油　1/4盎司（約七公克）

凱西解讀中，幾乎每一個關節炎病例都提示內服原子碘。藥方是以數字循環的方式給出——而且總是周而復始（參見探討「關節炎」的〈傳閱檔案〉）。我們最常開給患者的處方是，週一服用一滴，週二兩滴，週三三滴，依此類推，直到週五（五滴）；然後週末停止服用，下週再從週一一滴整個重新開始。這個程序要在每個月的前三週進行。

然而，我們的通信患者很少完全遵照開立的療程。一名長期苦於關節炎的女性患者寫道，她沒有因為關節炎而服用任何藥物，即使她已經被關節炎折磨了十年之久。這是她的故事：

我最近開始喝橄欖油。我一天服用大約六湯匙（白天服用），持續兩週，接著一天服用一湯匙，持續兩週。每一個關節的疼痛都消失了。我停止這個程序，感覺可能關節炎已經被制止了，就像某些病例那樣。

三週後，疼痛復發。我知道一定是橄欖油的緣故，所以又開始一天服用三湯匙，持續一週，然後停止服用。兩週後，只是輕微疼痛，但算是再度復發。於是我在一週的某一天服用三湯匙。我現在一天服用三湯匙，而效果可以持續一週，而且這段期間不疼不痛。

凱西解讀中從沒提出過這種治療法，顯然，這位女性事實上只是壓住了症狀，但其實並沒有真正逆轉根本原因。不管怎樣，關於油品和油品對關節炎的實用性，有另外兩則故事值得說說。

在閱讀傑斯·史坦恩（Jess Stearn）的凱西著作時，我非常感興趣地注意到書中提及關節炎和純花生油的用途。身為類風濕性關節炎患者，我發現它對我的症狀大有裨益。持續幾年用花生油當作按摩油，然後我不得不同意凱西的看法，相信它不僅有潤滑功能，而且具有療效。我相信，假使我早早知道花生油有這等用途，就可以少掉許多痛苦。為什麼不能讓更多人知道塗抹花生油可以減少關節發炎和疼痛呢？難道醫學界拒絕將花生油當作一種居家療法嗎？

加州的來信則是：

母親罹患關節炎，狀況糟到必須住院。她在醫院待了兩週，出院，病情沒有明顯的起色。關節炎集中在她的手指頭，導致手指向內朝手掌彎曲，她以為自己再也張不開手指了。父親帶她回家，開始用熱熱的蓖麻油治療，一天三次，按揉她的雙手、雙臂、肩膀和雙腿。經過三或四個月，媽的病情改善了，可以走路，雙臂伸展自如，雙手可以伸展，而今她完全痊癒了。媽在七十六歲時狀況最糟，而現在，她八十一歲了。

第二十四章

眼睛和耳朵

凱西解讀中描述了三套神經系統，而非傳統認定的兩套。其一是腦脊髓神經系統，於人體中的設計，旨在操控表意識的行為和肌肉的運動：它是人體內發揮表意識心智（conscious mind）的功能元件。其次是交感神經系統，亦即我們今天認定的自主神經系統。在凱西提供信息的那些日子裡，自主神經系統有一段時期被稱為交感或植物（vegetative）神經系統。自主神經是代表無意識心智（unconscious mind）的神經系統。第三套是感覺（sensory）神經系統；就功能而言，這是我們可以覺察到自己活在三維世界中的唯一方法。感覺神經系統包含提供五種感官的所有神經，而且與其他兩套神經傳遞系統緊密地交織牽連。

從這個三位一體的神經模型導出的一個有趣概念是，感官知覺（例如，顏色）其實是先被傳達給自主神經系統，然後才被有意識地註冊在大腦之中。這個原始連結可以多少讓我們理解到，為什麼我們會因為一家餐館濃郁的棕色或紅色或橙色色彩而食慾大增，而街上另一家餐飲店的粗心老闆，卻因為餐廳被塗成藍色和白色而失去顧客。

此外，我們在某些時候體認到這個緊密的神經關係的實際情況，包括：覺察到某種香水的氣味，將我們準確地帶回到某個特定的時間及地點和人物；抑或是，聽到某首歌的輕柔張力，再次勾起了一段遙遠、溫暖、意味深長的經驗。而在人氣連環漫畫《花生》（*Peanuts*）*當中，奈勒斯緊緊地抓住他的毯子：他感覺到了，看來像是不知不覺地想起了某事。

感覺神經系統可能很容易被說成是自主神經系統，或者至少是自主神經系統的一部分；何況，實際上，我們的確是以一個完整的人來運作，各個部分共同組成一個個體。然而，如果我們要繼續將每一個人類視為行進中的獨立存在體（entity），一個靈性的存在，在我們只能依稀辨識的靈界中擁有源起和天命，那麼將身體看作是為自己創造體驗這個世界的工具就變得合情合理。儘管時常沒有覺察到身體的運動或是心智的操控，但我們的無意識心智大多時候都在推動我們。再者，心智不僅可以被投射成無意識的實況，還可以被投射成處理我們地球維度的表意識心智。它是感覺神經系統，提供與這個世界交流的工具。

正是經由感覺器官，我們刺激記憶，觸及習慣模式，那些是我們在地球上生生世世的年

註解

* 譯註：主角是小狗史努比和小學生查理．布理等。

歲中所完成過、感覺過、看見過、品嚐過、聞嗅過、聽到過的所有一切的一部分。

對凱西先生來說，感覺神經系統是一個單位，使人類能夠覺知到他的外在環境。下述故事進一步強調了這樣的關係。太平洋醫學院（Pacific School of Medical Sciences）生物物理學教授卡特．柯林斯（Carter C. Collins）報告過，他開發了一台裝有眼鏡的微型電視攝影機，透過腹部皮膚的神經末梢轉播圖像，使盲人能夠看見，經過一段時間的訓練後，來自皮膚的信息抵達意識的中心，成為視覺圖像，而且不是靠觸摸某物達成。

還有一個實驗故事是用名為「梨形四膜蟲」（*tetrahymena pyriformis*）的單細胞生物（有點像眾所周知的草履蟲）完成的。這些蟲具有特定的迴避反應，使牠們每次遇到障礙時，就會停住、後退，接著朝不同的方向出發。將一個極小的電源引入水箱中，當電源通電時，梨形四膜蟲會停住、後退，接著朝不同的方向出發。將一盞強烈的探照燈指向水箱，假使只打開探照燈，水箱中的電源沒有通電，這時，梨形四膜蟲沒有回應。然後，連續十七或十八次同時打開水箱中的電源和探照燈，每次都發生迴避反應。然後，下一次，打開探照燈，不打開水箱中的電源，梨形四膜蟲會停住、後退，接著朝不同的方向出發。這個故事的重點不只是，單細胞生物可以被教導（例如，牠們具有意識），還包括，透過單細胞的機制，也就是，沒有神經系統，沒有感覺器官，沒有明顯的工具支持這個意識，光和疼痛刺激（感覺）的感知就存在了。如果單細胞生物可以做到這一切，如果盲人可以透過腹部的細胞看見，那就意謂著，關於人以一個獨立存在體透過自身的感官經驗地球，確實還有許多需要學習。

凱西描述了感官、身體的器官運作、情緒（透過腺體及其激素起作用）之間的一些相互關係。他指出，呈現心理狀態的情緒，會在受到自主神經系統影響的器官裡和感官本身之中製造病變。凱西對一位描述著自身病況的女性說：

情緒是心理的狀態，結果會影響肝臟、脾臟、心臟和感覺系統——呈現出目前的病理狀態。

2452-1

色盲

雖然遺傳條件通常被認為是無法治癒的，但如果仔細推敲凱西解讀的假設，認為療癒總是有可能的，以及身體是心智與靈性的產物，始終擁有無限的可能性，那麼情況就不是這樣了。要仔細推敲色盲。在凱西對事物的概念中，色盲開始於迷走神經當中的神經能量偏離了，這些迷走神經起源於背部第二、第三、第四胸椎的交感神經節。通常，這些神經脈衝透過迷走神經與存在於第三、第四、第五頸椎神經節當中的類似神經控制區協調。這些頸椎神經節是控制眼睛各種功能的光學中心。於是，由於背部上半區的紊亂，應該要流到光學中心的神經能量已經偏離了，光學中心因此缺乏可以被導向眼睛的循環控制能量。複雜的一連串事件接著發生。腫脹、發紅、刺痛於是來到眼皮、眼球的各個部分，「成為反映在晶體、虹膜中、回應視覺中樞本身的特性」（820-2）。

根據凱西解讀的說法，色盲的治療被記錄在維吉尼亞海灘市ARE總部的一份傳閱檔案中，內容包括：指定膳食、正骨療法（先是背部，然後是頸部），以及紫外線治療和濕電池治療，以三週為一循環週期。色盲在凱西解讀中並不是經常出現——在成千上萬篇探討各類主題的凱西解讀中，只有一篇專門探討色盲，但眼睛和耳朵則有更多常見的問題。

眼睛發炎

麥粒腫或瞼腺炎是細菌感染以及眼瞼某個毛囊附近的結締組織發炎，可能在外部，也可能位於深處，後者最為棘手。我們在診所很少見到這類問題，因為這毛病通常是在沒有醫療建議的情況下在家照護。我一定是在凱西解讀的某處，讀到了使用馬鈴薯泥膏治療眼瞼麥粒腫的信息，但目前還沒有專門探討這個疾病的傳閱檔案。不管怎樣，有一份探討眼瞼炎的大檔案。針對眼瞼炎，凱西解讀中大概有百分之七十五建議使用馬鈴薯泥膏。我們已在不少麥粒腫病例身上使用了這個特別的舊時療法，而且發現它非常有效，發炎平均在二十四至三十六小時後清除，而且往往只敷了一次馬鈴薯泥膏。

凱西提示，大部分發生眼瞼炎的病例都有排泄問題，因此，在推薦使用馬鈴薯泥膏時，通常同時建議改善排泄。他說，馬鈴薯泥膏的效用在於排除發炎。重要的是，要用古老的愛爾蘭馬鈴薯，不是新品種，而且使用時，泥膏有時被包裹在薄薄的紗布上，有時則直接敷在閉闔的眼瞼上。這是古人的簡單療法之一，作用就像是針對各式各樣的眼睛問題施咒語。也許這與馬鈴薯被刮成糊狀泥膏時所釋放出來的酵素有關。此外，我猜這個泥膏對整個眼球有益，想必可以改善淋巴引流，從而淨化組織，使組織更能發揮功能。

白內障

眼睛有白內障在八十歲的女性身上相當普遍。有時候在ARE診所，我們發現，治療一個人的重點在於，對方覺察到、意識到我們是從自己的經驗中即興發想，認為需要完成什麼事。我們利用習得的生理學知識，得出結論，斷定應該使用什麼樣的特效療法。

一位年長的女性患者，想方設法在不動大手術的情況下改善身體，她希望用的是可以自行施作的東西，因為她獨居。她被告知一週兩次在眼睛上塗抹馬鈴薯泥膏。此外，她做了頭部和頸部鍛鍊，那些對感官的所有症狀有所裨益，她還用甜味白芬劑包治療給她帶來不少麻煩的鼻竇。

她徹頭徹尾地遵照我們的指示，而且堅持不懈、始終如一、耐心十足地履行。大約一年零三個月之後，眼睛檢查顯示，白內障還在，但沒有惡化，同時她的視力改善了。她同一天的來信把這事講述得很清楚：

我跟你約好了看診時間，大約在兩個月後，但我卻迫不及待地要告訴你好消息——我又可以戴上原本的眼鏡了——它們似乎是幾近完美！現在，我可以用雙眼而不是單眼閱讀。大約一年半前，我已經放棄了這副眼鏡，因為很難靠它們聚焦，然而用過你們的磨碎生馬鈴薯治療法之後，加上甜味白芬劑敷布，我的視力似乎大幅改善，因此我繼續施作。我明白我的眼睛愈來愈好，但一直到上週日才想到試戴原本那副眼鏡。當然，這讓我對開車更有自信，之前我一直有點不願嘗試，尤其是在擁擠的高速公路上。我讚美神，也祝福你……

其他眼部疾病

所謂的顆粒狀眼瞼對這類治療有反應：用稀釋的硼酸當作洗眼液，然後一週兩次，在晚上就寢前使用馬鈴薯泥膏。我們發現，這些泥膏對大部分的眼疾經常是有幫助的，但凱西解讀中還提出了其他療法。

治療結膜炎，可用甜味白芬劑一份和蒸餾水兩份製成的洗眼液。這個溶液的強度勝過凱西在另一篇解讀中提出的，當時的劑量是，兩湯匙甜味白芬劑和一夸脫（近一公升）的水。可能有些人對甜味白芬劑之類的物質比較敏感。

梅約·哈頓（Mayo Hotten）博士向我報告了一系列小病例，說他用蓖麻油包治療了眼睛的翼狀贅肉（pterygium），且讓發炎症狀減低至或許足以「避開手術」。另一位通訊會員向我們報告，說他成功地用蓖麻油治療了下眼瞼的麥粒腫。通常這些一再復發的麥粒腫需要切開引流。

李·桑內拉（Lee Sannella）是凱西基金會課程的合作醫師，他是一位精神科醫師兼眼科專家。他最近的某些工作令生物反饋訓練領域的從業人員大為關注。《今日行為》（*Behavior Today*）的一篇報導講述了他對青光眼的研究。李使用的技術包括貝茨鍛鍊（Bates exercises）、反射療法（reflexology techniques）、自律訓練（autogenic training）、自我節奏化（self-rhythmization）練習、阿法波／西塔波（alpha/theta）監測，以及一些其他方法，李報告說，在一日工作坊期間，六名青光眼患者中，有五名成功降低了眼壓。他對這項工作的評論和他得出的結果一樣有趣：

> 似乎有一個必不可少的因素，贊成且同意療癒——贊成或肯定患者真的想要擺脫這個病症，同意形式的、日常的功能層面應該被擱置或繞過，以利於接觸到更深層次的身體生理

反應……一旦身體有機會開始調整或癒合，這個趨勢就會擴散展開。

桑內拉的工作使我想起凱西在許多解讀中指出的重點：心智是建造者，一切療癒的源頭，都是來自「有創造力的聖靈」或「神」。

聽力障礙

耳朵和聽覺本身的問題或許不像眼睛那麼多，但可能相當令人苦惱。當一個人從更寬廣的視角看待耳聾時，身體的紊亂似乎是直接明顯的原因；然而，心理和靈性因素是包含在背景中的基本起因。現代精神病學體認到，老年人的聽力問題往往導因於當事人對傾聽他人說話感到「疲累」，於是因為這個情緒反應而發展出真實的身體病症。在凱西的「人生解讀」中，耳聾往往被描述成業力——起源於一個人在前世的某個關鍵時刻，對他人的需求置若罔聞。

無論來自不可改變的過去的成因是什麼，在有任何程度的耳聾人士身上，都有一些足以導致耳聾的身體症狀已然生成。凱西在給出身體解讀時體認到了這一點，而且，在一篇來自無意識狀態的典型談論中，他對一名突然失去聽力的三十五歲女子提供了下述信息：

我們發現，有些惱人的症狀，這些主要是從鼻腔通道和喉嚨中的黏膜炎症狀開始的。這些效應作用在身體上，導致大量的酸，而排泄不足則導致能量流的供應受到壓制，無法通達感官系統的各個器官。

5315-1

在為許多人提供建議的過程中，凱西提出了幾種治療方法，包括頸部區的正骨或機械療法、針對耳咽管區進行「手指手術」*、腸道潔淨、濕電池治療，逐漸增強身體、頭部、頸部的總體鍛鍊，以及在不同的時候進行幾種其他的物理療法。

在聽力缺陷的領域，最近的活動包括，某些由俄亥俄州克利夫蘭聽力和言語中心（Cleveland Hearing and Speech Center）的研究人員完成的精彩工作。在那裡，類似頭戴式耳機的某套裝置，對著聽覺神經播放低頻無線電信號，聽覺神經因此至少在某種程度上被刺激和重新活化了。領導這個工作的詹金斯李（Jenkins-Lee）博士，將內耳比作電化學複合物，很像汽車的電池（的確，身體的所有細胞其實都是直流電單元），且在某種意義上，這個裝置為聽力器官重新充電，使聽力得到改善。

註解

* 譯註：finger surgery to eustachian tube area，我查了些資料，所以加了些譯註解釋，那是一種外科手術法。

中國醫生們造訪某個特殊群體的孩童，每天用簡單但有效的針灸進行治療。治療開始時，所有孩童都是我們所謂的「聾啞人士」。但他們開始聽見和說話，且被教導唱歌，以此改善聲音。大家都知道，來自外在世界的聲音進入大腦，為孩子學習說話創造了必要的途徑。如果由於任何類型的聽力缺損，兩、三歲以前都沒有聽過聲音，那麼孩子的說話能力勢必缺席或異常。在美國電話先驅（Telephone Pioneers of America）的贊助下，菲力普．佩爾茲曼（Philip Peltzman）博士，利用電腦和腦電圖斷定新生兒是否有聽力缺損。於是，採行措施，幫助孩子聽見，藉此避免許多悲痛而艱難的人生經驗。這些例子提醒我們，具有明顯不可逆轉性質的變化至少可以部分得到修正；而我們其實應該要好好療癒這些人體的功能元件並與其合作。

年幼者聽力缺損對父母來說是十分惱人的事，有時更令醫生汗顏，但願當初選擇的是另一個專業，對治療的反應通常十分緩慢且很難有成效。可茲借鑑的一個病例，示範說明了我們之前一直談論的某些生理康復概念。吉兒出生於一九六八年二月，兩歲時來到診所接受我們的照料，當時抱怨大便稀溏，有時嘔吐。一九七〇年六月，她母親報告，吉兒聽力有問題，然而顯然不太是耳朵感染。用了Triaminic兒童日夜感冒咳嗽糖漿，無效。十一月，發現她左耳罹患中耳炎，用鎮痛滴耳液和口服抗生素治療。此外有上呼吸道感染的症狀，扁桃腺大幅腫大或肥大。一整個冬天，她持續有些問題，然後在一九七一年一月，由一位耳科專家（耳科醫師）看診，主要是因為她的聽力減弱。耳科醫師報告：

檢查顯示，雙邊耳膜遲鈍，診斷為腺樣體肥大加雙邊漿液性中耳炎。建議做腺樣體切除術，並做雙邊耳膜切開術和插管。已經安排這孩子於二月二十三日在聖約瑟夫醫院（St. Joseph's Hospital）動手術。

孩子的媽其實不想動手術，因此婉拒了這個手術程序。我在二月中旬見到這孩子，當時她的扁桃腺仍然腫大，耳朵看起來正常，呼吸正常，而且她母親表示，她認為吉兒的聽力改善了。孩子服用小劑量的原子碘，持續幾週，直到三月才好起來，那時她左耳的中耳炎又復發。她對某種抗生素反應良好，但聽力卻逐漸且明顯地變糟，這使得她在六月底再次來到我們的診所。我安排她在好撒瑪利亞人醫院（Good Samaritan Hospital）做聽力檢查。科主任的報告如下：

總之，純音（pure tone）數據指出，你的患者的右耳聽力在正常的下限範圍內，而左耳輕度缺少某種顯著的傳導成分，或許，雙邊都有這個現象。測試結果是與資訊提供者討論得出的，同時建議，患者應該回頭找你治療傳導障礙。

吉兒的母親在這時對檢查人員表示，吉兒的聽力問題一直接連不斷，持續了兩年，所以很明顯，問題從來沒有真正解決——至少她母親的估計是這樣。治療開始於六月下旬，加上凱西時常描述的頭部和頸部運動；每天早上再用半滴原子碘滴在半杯水中，一週五天；接著幾天後，開始用吸入劑，一次治療深呼吸五次，一天治療三次。吸入劑由下述成分組成：

穀物酒（grain alcohol）	4盎司（約一一三公克）
尤加利樹油（oil of eucalyptus）	20滴
加拿大香脂（Canadian balsam）	5滴
癒創木酚苯甲酸酯（guiacol benzoate）	5滴
精製木焦油（rectified creosote）	3滴
安息香酊（tincture benzoin）	10滴
精餾松節油（rectified oil turpentine）	5滴
妥魯香脂酊（tincture tolu balsam）	30滴

吉兒的母親在七月初表示，她確信聽力改善了，因此安排八月十八日重做聽力圖。這次報告的聽力圖證明，吉兒現在聽力正常。她母親得到的指示是，繼續保持同樣的治療方案，再持續六週才停止，然後再次到ARE診所檢查。

療癒發生的原理可能像這樣：透過頭部和頸部運動，影響脊柱、脊髓、脊髓神經的遞迴式（recurrent）分支、交感神經節，以及位於該區的循環和感覺中樞，促使感覺器官的神經和循環供應得到改善。凱西在解讀中提示，原子碘，即使是如此微量，當它們企圖「執行任務」時，可以刺激身體的腺體細胞產生較佳的回應。而吸入劑可以達成什麼呢?貫穿整個上呼吸道、鼻腔通道、腺樣體（adenoids）*、扁桃腺、鼻竇和耳咽管的組織和細胞，產生淨化的效果。

或許，由於適當的刺激、適當的簡單協助、適當的態度、適當的膳食，身體確實可以自行修復，達成平衡與恆定的狀態，我們稱之為療癒。

音樂療法

談到感官這個主題，必定會提到音樂用作治療法所帶來的某些效應。情緒一定會因為各式各樣的音樂作品而被撫平或喚起——某一類型的音樂撫慰我們，或是哄我們入睡，同時另一類型激起我們的好戰本能或是基本驅力和衝動。

我曾注意到，一位法國研究人員，透過將聲音轉化成直接振動以影響細胞組織的裝置，播放大師們的作品。患者仔細聆聽，而曲調則透過黏貼在患者身上的電極被進一步轉播。與

註解

* 譯註：位於小兒鼻咽部的淋巴組織，具有和扁桃腺類似的免疫功能，通常持續發育到七歲左右後逐步萎縮，成年後則大大縮小，甚至消失。

此同時，一位義大利內科醫師一直在用巴哈賦格曲治療消化不良，而且曾有人發現，莫扎特是治療風濕病的理想選擇。貝多芬被認為適合治療疝氣，韓德爾則有助於「心碎」和其他惱人的情緒狀態。至於失眠呢？試試看舒伯特吧。

我們在本章中討論了心理障礙如何透過內分泌腺及其激素，在身體內和感官中製造疾病。同樣地，如果音樂本質上是創造性的，且效果純粹是心理上的，那麼可以合理地預測，體內激素的好處可以被體驗到且疾病可以得到修正。

針對ARE診所的限量患者擬定的一套方案中，我們使用音樂作為表意識和無意識心智之間的橋梁。當高品質的音樂以高於正常的強度播放，再結合搭配音樂節奏療癒身體組織的按摩，這時，記憶和潛意識的障礙被帶出來，這些信息原本被貯存在無意識心智，有時則貯存在同樣有記憶的身體細胞裡。人們以此方式想起過去的生活，憶起今生和前世的關係，好讓這些可以在有助益的環境中得到建設性的處置。我們把這個方案叫做「美麗神殿課程」（Temple Beautiful Program），持續十七天，將許多其他的物理療法納入一套治療計畫裡。

其他療法

耳針療法（auriculotherapy）是在耳朵上使用針灸從而影響全身功能的方法。有些醫生只使用這種治療方式，忽略所有其他方法。第十一章裡，我描述過一個可能有助於聽覺的耳朵運動，那就好像中國人的眼睛運動，幫助全中國的人民維持更好的視力。這個耳朵運動造成的重大差異在於，不只是耳朵，包括整個身體，都被耳朵運動影響了。到底幫助有多大，唯有使用過才能證明，因為它的作用是透過無法被充分追蹤或量測的神經脈衝。

我的一名病患自願提供了一則耳鳴兼頭暈的故事，這人曾經被這個症狀煩擾了好一段時間。困擾他的並不是時常引發這類症狀的耳垢。因為了解蓖麻油的各種使用方法，這名患者決定滴幾滴蓖麻油在耳朵裡。他持續滴，經常滴，滴了大約兩個月，然後頭暈完全消失，大部分的耳鳴也不見了。

我從另一個通訊會員處得知，她母親已經開始做頭部和頸部鍛鍊，以及一些呼吸練習，而且「在極度排水後，她的聽力差不多正常了，以前必須要幾近大喊，才能讓她聽見我們的聲音。」

此外，耳垂也因蓖麻油而受益，但一定是局部塗敷。一名ARE長期會員講述了她以及她姊妹使用蓖麻油的經驗：

……四年前……我打了耳洞，患部被感染且持續了好一段時間。花了不少錢看醫生和買藥。最後想起了蓖麻油且一天用上幾次——三天後，我的耳朵傷口完全癒合了，且從那以後，再也沒有任何麻煩。

醫生告訴我姊妹，她的聽力因為霰彈槍就近開火而受損，然後她也使用溫暖的蓖麻油滴進耳朵裡治療。她曾有百分之五十的聽力受損和喧鬧的耳鳴。由於使用蓖麻油滴液，她的聽力改善了，耳鳴幾乎停止。我期待與ARE建立長久的夥伴關係。

美好的感官治療

凱西解讀中暗示，適當地運用飲食、經常做頭部和頸部鍛鍊，或許靠著正骨或脊椎按摩療法，以及如實地接受人生的情緒和態度指向，所有感官都可以得到改善。因為，如果拒絕我們的地球經驗試圖教導我們的東西，感官就會被關閉，而感官是身為靈性存在的我們與那些功課關連的唯一工具。因此，接受人生一定要提供給我們的東西將會使我們受益，在人世間生活的歲月裡，那可以幫助我們促使感覺系統保持警覺。

第二十五章

女性特有問題

排卵、受孕、生育是每一個女人的切身主題。針對每一個這些活動是如何發生的，醫學、宗教、科學都有具體的觀點，而凱西解讀也補充了一些有趣的洞見。

排卵是自然的行為，有它自己的小週期和取決於各種因素的特性。受孕是另外一件事：當精子穿透卵子時，受孕就會發生，因為兩個細胞成為一個，且細胞分裂的過程開始，形成一個全新的物質身體。雖然受孕被認為是自然的行為，但似乎沒有考慮到這個事實：被一顆萬千之選的精子穿透，這涉及某種具體的電力現象。每一個細胞膜都是細胞電氣單元的一部分。凱西解讀中一再提到，電是「創造原力」（或是「神」）的顯化。這強調了凱西的陳述，認為受孕是「神的作為」（**an act of God**）。

有趣的是，科學和宗教都指出，有些罕見的情況顯示，出生可以發生在沒有精子介入的情況下。

科學研究人員在火雞之間發現了這個現象，如此完美無瑕的受孕總是生出公火雞。同樣地，天主教會接受，不僅耶穌完美無瑕地由馬莉亞所孕育，馬莉亞本人也是完美無瑕地由她母親安妮所孕育。值得注意的是，凱西解讀同意這兩個假設。凱西不僅將受孕看作是身為人類所擁有的天命，更視之為神的行為：

……靈魂總是演化出能夠將靈魂帶入世間的方式，就連馬莉亞也是這樣。而且這些可能會到來，隨著男人和女人的靈魂愈來愈覺察到這些通道，這些身體的廟宇確實是永生神的神殿，可以用來與神——人類靈魂的「天父」——進行那些交流！

1158-5

壓力

受孕之後是懷孕九個月。在此期間，壓力發生。有時候這些壓力得到補償，有時候則造成損害。此外還有對未出生孩子造成的好些影響未被充分理解，這些與母親的想法和感受有關，以及父親在此期間選擇的態度。

人們早就注意到，容易焦慮的母親生下的嬰兒，出生體重較輕。民間傳說提示，如果懷孕的女性受到驚嚇或極度焦慮，可能會「失去寶寶」。母體在懷孕時承受壓力以及這類壓力對所懷嬰兒的健康和活力造成的影響，已經在種種研究情境下被研究過了。亞當森斯（Adamsons）在《當代婦產科學》（*Contemporary OB/GYN*，第五冊，一九七五年一月號）報告了他的一些工作，有助於闡明壓力對嬰兒造成影響的機制。亞當森斯指出，自主神經系統攜帶著指揮這些壓力的訊息，而且他已經證明了這些在靈長類（猴子）身上是多麼的寫實。雖然不能說猴子就是人，但猴子的子宮血流減少以及子宮興奮性增強，相對上可以很容易理解人類面對這類處境的反應。

似乎，許多女性因懷孕造成的內在焦慮，至今尚未被充分關連到醫生們熟悉的種種生理變化。因此，孕婦的心態經常被忽略，儘管孕婦和嬰兒因心態造成的生理影響目前被注意到。亞當森斯提到，可能有大量患者，其嬰兒的腦損傷可能與遺傳因素或分娩管理無關；反而可能是由於母親的心態、情緒或交感神經系統的變異狀態所引發。甚至可以說，採取預防措施，緩解孕婦的壓力和深度情緒緊張，就可以避免大量的新生兒異常。

始終令人著迷的是：看見凱西如何處理概念，以及早在現代方法論能夠歸納出支持性的科學證據之前，他就明確闡述了這些概念。目前為止，醫學尚未認識到，就連父親的心態也會影響到嬰兒。凱西說確實是這樣。此外，他指出了母親的心智和身體狀態，且從一開始就表示，母親的心智和身體狀態與我們人類的狀態有密切關連。

雖然是獨立的存在體，但［457］號呈現出身體、心智、靈魂的事實——那已經被賦予，當作一個承諾，當作一個機會，讓人類透過交媾，去提供、去創造一個通道，讓造物主——神——可以藉此為個人帶來觀看、經驗祂的傑作的機會。

所以，在創造這個機會時，要了解自我的、同伴的心態；因為那取決於對可以被帶入物質經驗的本質、特性抱持什麼態度。

然後將靈性面向留給神。根據靈魂要被探索的本質、特性，好好準備心智體和肉身體。

457-10

幾乎不需要說明的是，焦慮和壓力無法和愛與情共存；有情有愛的態度，在行善中帶來均衡的人生和滿足感。或許產科醫學需要的是教導凱西時常推薦的那些特質，也就是《聖經》中所謂的「靈的果實」。當學習到這些特質，焦慮的水平下降，未出生嬰兒的健康上升。相反地，當靈的果實不是新手媽媽及其環境的一部分持續經驗時，併發症就會出現。

懷孕期間在腹部敷蓖麻油包（當然是以週期循環的方式），這是我在凱西資料中發現的最有趣的概念之一，也是一個還沒有被澈底研究過的概念。我們見過好幾位女性這麼做，而且生出來的孩子很健康；然而，有人可能會爭辯說，孩子本來就大有機會健健康康。當先兆性流產出現時，我們總是讓那位母親在腹部敷個蓖麻油包。經常，出血停止，流產被制止住。根據我們對這些蓖麻油包如何進行其生理工作的了解，做出如下的可靠假設似乎是合乎邏輯的：腹部、尤其是子宮的淋巴流動改善了，細胞因此變得更加健康；自主神經系統的功能變得更加平衡；人們時常描述的放鬆感，促使整個身體的循環更為有力，既幫助了母親，也協助了寶寶。

陰道疣

「陰道疣」是懷孕的一個併發症，證實令病患和內科醫師們傷透腦筋。陰道疣在許久以前並不常見，如今卻經常發生。一位在ARE診所由我們照料的病人，在懷孕十五週首度看診時，被發現在外生殖器上、子宮頸周圍的陰道壁上以及子宮頸本身，都有成串如花椰菜般的陰道疣。接下來五週，她用普達菲倫脂（podophyllin）做局部治療，外生殖器上的疣變小了些，但陰道和子宮頸的疣卻沒有反應。在這之後，我們認為繼續這樣的治療並不明智，於是建議患者改用甜味白芬劑，而下一次則是十滴原子碘，兩次都當作添加劑，加入一夸脫（近一公升）的水中。

隨後十二週的看診顯示，疣逐漸消失，直到孕婦預產期前四週，那些病變完全不見了。或許很難說哪一種療法最有效，也很難說這次是不是自發性復元。比較重要的是，患者確實自然分娩，因為疣的消失而避開了原本的剖腹產手術。

腫瘤

來自英國的一個案例，研究將我們再次帶回到古老的*Racinus communis*植物療法，也就是大家熟知的「基督的手掌」，或是蓖麻油。合作內科醫師卡洛兒·亞普（Carroll Yap）談到她患有子宮肌瘤的病患，肌瘤在五年多期間增長到橘子般大小。一九七一年第一次懷孕，結果死胎。第二次懷孕靠剖腹產手術生下孩子，手術過程中看見肌瘤突出到子宮腔內，因此安排患者在三個月後做肌切除術。然而，在允許手術進行之前，亞普醫師想要確定子宮肌瘤的大小，因此準備在嬰兒出生三個月後做麻醉檢查。在這次檢查之前六週，亞普醫師開始讓病患定期在腹部區敷蓖麻油包，一週三次。當麻醉檢查發現，只有在深度觸診或觸摸檢查時顯示一個可疑的凸塊，且手術刮除顯示沒有子宮腫瘤的跡象，肌切除術當然就被取消了。

一名四十六歲的女性，一九七〇年十一月三日首度到ＡＲＥ診所看診，當時抱怨腹部右上方整區疼痛，已經痛了大約十六年，且症狀開始於她經歷了嚴重的腹膜炎發作之後。檢查發現：右下腹麥氏點（McBurney's point）*壓痛，無肌肉僵硬；左側小陰唇變厚；子宮增大，右側底部有雞蛋大小的肌瘤或腫塊；左腿慢性靜脈炎。

她被安排執行復健計畫，包括㈠一週三次（連續三天）下腹部敷蓖麻油包；㈡每天做頭部和頸部鍛鍊；以及㈢每晚就寢前，用凱西組合油輕輕按摩左腿。三個月後，盆腔檢查顯示，不再有任何子宮肌瘤的跡象；子宮大小正常，沒有壓痛；腹部不再為病人帶來任何問題，也不再有壓痛感；陰唇沒變；左腿因按摩而有些許改善。這名女性一直堅持不懈地依照指示治療。

賓夕凡尼亞州的一位合作外科醫師寫信給我，談到另一個不尋常的病例。

我有一位病人，我在她身上做了陰道子宮切除術和陰道整形修復。她出現了術後發熱過程，結果是一顆大型骨盆腔膿瘡引起的。用抗生素和蛋白水解酶治療，有些許改善，但腫塊持續大約十乘十公分大小，而且一碰就痛。我想對她做進一步的手術，但她拒絕了。我追蹤了她好幾週，而病情並沒有好轉。她全身乏力、發燒、下腹部疼痛、一碰就痛的骨盆腔腫塊還在。

她還是不接受手術，所以我建議她每天嘗試蓖麻油包，搭配吃藥。下一次見到她是一個月之後。雖然她還是有些不舒服，但很高興地報告說，情況大有改善。她表示：「蓖麻油包總是讓我可以睡覺，使我感覺全身都好。」我做的檢查顯示，骨盆的膿瘡幾乎完全解決了。只有一小區的硬結留在陰道褶邊區，些微壓痛。我非常驚訝，很滿意這個結果，於是

註解

＊ 譯註：麥氏點位於肚臍與右下腹髂前上棘連線的中、外三分之一交點處，診斷闌尾炎時，此處會有壓痛感。

告訴她，我覺得沒有必要動手術了。

這位病人還表示，她認為絨布和蓖麻油比再動一次手術便宜多了。

囊腫性乳腺炎

囊腫性乳腺炎（cystic mastitis）造成相當大的不適，常是疼痛的病症。大家都知道，因產奶的乳房腺體形成的慢性囊腫發炎可以持續多年。幾年前，一位狀況異常的四十一歲女子來到診所，抱怨她的乳房有問題已經六年了。這個病例很不尋常，因為那六年的最後兩年，她一直在給最小的孩子餵奶。其實，孩子已經斷奶六個月了，但從那個時候開始，她就經常陣痛，之前的醫生覺得這與囊腫有關。在與我們商討的過程中，她覺得想要使用凱西資料中的治療概念，因此我們建議做交替乳房按摩——不是深度按摩，而是溫和、手法堅實的按摩——以畫圓圈的方式從乳頭開始，朝乳房外部按摩，持續大約五分鐘。一夜用可可脂，隔夜則用愛多些軟膏（Iodex）*。經過一週這樣的治療，疼痛消失了，甚至在月經來潮時也沒有復發。引述患者的說法，她認為囊腫已經縮小了。

這可能只是一廂情願的想法。還有團體為我禱告，我也親自禱告。此外，我重新開始慢跑（一天至少一．六公里）。只是覺得你可能想要知道其他因素。話雖如此——做法可能各式各樣，但療癒的源頭永遠是神。

陰道炎

陰道炎是女性患者面臨的最常見問題之一。根據我們的經驗，這些感染多半對一連串的沖洗法有反應——某次將一湯匙甜味白芬劑加到一夸脫（約近一公升）的水中，接著兩天後將一茶匙原子碘加到一夸脫的水中。最好是在晚上沖洗，且持續如此交替治療至少兩週。有時候，我們會建議針對腹部敷蓖麻油包，同時針對下背部做正骨治療。再者，基本膳食確保身體的同化沒問題且陰道炎復發的機率降低。

幾年前我與厄尼．普爾（Ernie Poole）醫師通信時，他熱情地寫信給我，談到用甜味白芬劑沖洗法（沒用原子碘）治療陰道炎。後來，他向我更新了他的程序，詳細說明他如何發

註解

* 譯註：一九一九年在印度推出，旋即受到廣大的歡迎，聲稱能夠幫助緩解肌肉痠痛。

現這個方法效用好：

多虧一名患者的提議，讓我發現，用甜味白芬劑浸透丹碧絲衛生棉條（Tampax），然後以此方式使用棉條，帶來最佳且最為持久的成果。通常我要患者每天早晨和就寢時各使用一條浸透的棉條，持續兩週；然後停用，看看情況如何。假使又復發（不過復發情況並不多見），我就再重複一遍。乖乖做完最初兩週療程的人並不多，因為症狀減輕，沒有必要加長使用時間。

大約在同一時間，我收到退休內科醫師希奧多．馬代（Theodore Maday）的來信，詳述他如何使用歷史悠久的瀉鹽，其中有些用法是針對陰道。他的來信使我再次感到詫異，人類可以用來照料疾病的治療法實在是廣泛而多樣。凱西一遍又一遍地根據推論指出這點，提出許多令人滿意的解法，解決幾乎任何問題。凱西解讀中，個人醫藥或治療方法以種種方式呈現。研究凱西資料中的蓖麻油時，我一路數算蓖麻油的用途有幾種，等到發現凱西提出的用途超過五十種以後，我就不再數算了。

女性特有的問題尤其包括盆腔器官和乳房的紊亂。本章中涵蓋的是典型、常見的問題，搭配凱西資料中採用的典型治療方法。凱西解讀中還概述了其他治療方案，用來治療比較嚴重的乳房和骨盆腔疾病，但那些需要更多篇幅，在此無法詳細解說。

第二十六章

兒童問題

葛蕾蒂絲和我有六個孩子，最年輕的大衛二十三歲。雖然六個孩子都沒有資格稱作兒童了，但我很清楚地記得，大衛才幾歲的時候，他是名副其實的能量發電機。如果你曾經試圖跟著那樣的小孩到處跑，即使是一天中的一部分時間，你就會明白那幾乎是不可能的。小朋友體內那份「生命茁壯成長」的真正本質，也可能是他們生病的一部分原因，而且多數孩子都是這個樣。他們成長迅速，快到身體的酸鹼平衡很容易被打亂，於是變得過酸，製造出被感染的基礎。

哺乳

嬰兒的膳食最為重要，其次是心靈環境。母親在孩子撞到膝蓋時會親吻膝蓋嗎？孩子是否得到支持、被愛、被接受、被讚賞？這些愛的行為會影響孩子胸腺的水平或心輪，且實質幫助孩子的免疫系統。不管怎樣，免疫系統因歷史悠久的母乳餵養習俗得到最大的提升。身為家庭醫師，葛蕾蒂絲和我總是敦促母親們用母乳餵養自己的孩子，而在我們自己的家庭中，六個孩子全都餵哺了至少一段時間的母乳。我們的臨床經驗是，母乳餵養的嬰兒不像奶瓶餵養的嬰兒那樣容易生病——包括人生的頭幾個月，以及日後斷掉母乳和瓶裝奶之後。最近，來自哥倫比亞大學以及幾位瑞典兒科醫師的研究證據（《醫學論壇報》*Medical Tribune*，一九七七年十月十二日）顯示，這個臨床觀察結果在實驗室中得到了進一步支持。

根據珍．皮特（Jane Pitt）博士的說法，乳腺是免疫器官，看來，母乳中的含抗體淋巴細胞，幾乎與周邊血流內的含抗體淋巴細胞一樣多。似乎，餵養母乳的嬰兒不斷得到供應，有能耐抵抗來到身上的任何病原體。為什麼是這樣呢？來自瑞典的新證據顯示，在這段產後或新生兒到來期間，寶寶接觸到的微生物同時寄生在餵奶的母親身上。皮特博士說，這與從前的思維不同，當年認為，母親身上的微生物寄生在寶寶身上。顯然，免疫可以直接在乳房組織中進行，或是經由消化道（腸道）本身發生。皮特博士和她的同事們剛剛開始體認到「歸巢」（homing）現象，認為免疫系統的隔間（例如，腸道和乳房）可以藉此彼此相互交流。

一九七四年，艾倫．康寧漢（Alan Cunningham）博士針對紐約州庫珀斯敦（Cooperstown）大約兩百五十三名嬰兒所做的一項研究顯示，所有疾病的發生率證明，奶瓶餵養嬰兒的致病率比母乳餵養嬰兒高出二或三倍。這點對高收入和低收入家庭均適用。奶瓶餵養嬰兒入住醫院的頻率更是高出八至九倍。再者，奶瓶餵養嬰兒的中耳炎罹患率是母乳餵養嬰兒的兩倍，下呼吸道疾病是十五倍，胃腸道疾病是兩倍半。

因此，我們看見，許多家庭醫師敦促新手媽媽以母乳餵養寶寶已經獲得了研究的支持。這是有道理的，因為乳房是基於這個目的形成的，對嬰兒來說，母乳顯然是有目的和價值的。無論你的寶寶是否曾經得到母乳的餵養，都一定會出現常見的感染和問題。當這些常見問題之一出現時，就是採取步驟治癒早期感染的最佳時機。

蓖麻油療法

我們發現，塗敷蓖麻油和甜味白芬劑包或滴劑是最被廣泛使用的，八成也是最有效的療法。我們經常將蓖麻油包用於腹瀉和絞痛，也將蓖麻油滴劑用在兒童的耳朵中。我們曾用蓖麻油包治療喉嚨痛，早期闌尾炎、運動機能亢進（過動兒）。最後，我們將蓖麻油局部塗抹在身體的許多部位，治療瘀傷、擦傷、穿刺傷。

一名十七歲的患者被玻璃切傷右腳踝，在斯科茨代爾浸信會醫院（Scottsdale Baptist Hospital）的急診室修復了。傷口極端敏感和疼痛，他必須拄著拐杖才能到處走。事發三天後，我看到他，他的整個腳踝受傷，傷口一碰就痛。傷口沒有被感染，但我覺得，供應那個區塊的神經受傷了，而且可能是韌帶撕裂造成如此極端的症狀。不管怎樣，他得到的指示是在傷口上敷蓖麻油包。兩天後，他覺得明顯好轉，能夠不拄著拐杖走動。七天後，線拆了，接著六天後，這個十七歲的孩子又回去踢足球。此時傷口周圍不敏感，只有一丁點麻木感，患者被告知要繼續用蓖麻油按摩該區，直到麻木消失為止。

醫療實務中，闌尾炎仍是診斷和治療的難題。幾年前，一名十一歲患者出現了闌尾發炎的典型症狀。敷了一整夜蓖麻油包維持住一半的狀態。他的白血細胞計數只有五三〇〇，多形核白細胞占百分之七十；尿液顯示有一些白血球和微量的白蛋白。發病後十六小時，針灸了下肢的胃穴三十六號*，緩解了大部分的壓痛。沒有嘔吐，但有攝氏三十七度六的低燒。飲食只包含少量的透明流質。發病後二十四小時諮詢外科，強烈建議要動手術。然而，父母親婉拒了，覺得有充分的理由可以期待康復。另一次針灸在發病後三十小時進行。又持續敷了一夜的蓖麻油包，第二天早上，所有症狀和異常結果都消失了。患者恢復活動，沒有後續問題，且隨後的白血細胞計數正常。

這個病例明確地支持我寫在《艾德格．凱西與基督的手掌》當中的觀察結果，其中臨床診斷為闌尾炎的十三個病例，有十二個只用蓖麻油包就清除了，搭配碎冰和啜飲流質作為唯一的膳食。建議一週例行使用蓖麻油包三次，持續四個月，幫助預防任何進一步的發作。

一對年輕夫妻寫信告訴我，說他們的一歲男孩五、六個月以來無法緩解慢性的持續性腹瀉。因為認識這對夫妻好幾年，所以我寫信給他們，談到蓖麻油包，以及同時使用甜味白芬劑包的潛在價值。他們後來寫信告訴我，說孩子二十二個月大了，腸道大致上沒問題。單單使用蓖麻油包，問題就完全解決了。

一歲兒童的中耳炎有時很難擺平。兒童通常比同樣情況下的成年人更容易染上這類疾病。東海岸一名有執照的護士寫信告訴我，她的寶寶在九個月大時就出現了耳朵方面的問題。她的小兒科醫師給了她抗生素和緩解充血藥。治療一個月後發現，嬰兒左側耳膜後方有液體且有殘留的發炎現象。下一個月換了緩解充血藥，造成另一隻耳朵發炎更嚴重，結果又換了一次緩解充血藥，同時承諾，假使耳朵問題再過三週還沒有解決，就要轉診耳科醫師，屆時可能會為患者插上引流管。就在這時候，我們開始通信。根據我在療癒領域的經驗加上凱西資料，我寫道：

簡言之，我認為，就你的寶寶而言，這些東西可能都有幫助。我會嘗試讓寶寶食用非常鹼性的膳食。對一歲大的嬰兒來說，這有點困難，但我認為這很重要。然後在就寢時和一大早，將蓖麻油滴劑滴入耳朵中；用甜味白芬劑包敷療頸部半小時左右，一天一次，包括頸部的腺體也要敷。她應該要吃大量的維生素C——我認為你可以立刻準備流質形式的維

註解

* 譯註：足三里。

生素C，還有高劑量的維生素C也會大有幫助。每天輕輕按摩上背部十五到二十分鐘是件好事，還要用蓖麻油包敷療腹部。這也應該要一天敷一次，持續大約一小時，而且我會用加熱墊。

不要忘記，愛這個孩子的那些人用雙手觸碰是整個療癒過程的一部分，如果你像現在這樣專業投入療癒，想當然耳地應該正在做著這樣的事。我要提示的是，在你女兒睡覺、午休或是不論做什麼事的時候，都讓她躺在你懷裡，而且將你的雙手放在她兩耳後方的頭部區，包住雙耳。她可能不喜歡耳朵被雙手蓋住，但如果她不介意，那就太好了。然後讓你自己成為療癒的通道，讓能量流經你的身體，流到女兒的兩隻耳朵上。

我確信，連續一段時間做這些事，一定會大有幫助。

過了兩個月，我才聽見實際情況。這時，母親為女兒回覆，表達了女兒對治療方案的認可。她的來信說道：

寶寶現在很好；兩隻耳朵已經完全清除乾淨了。在收到你的來信之前，我已經開始為她增加維生素C的劑量，夜晚在她的腹部塗抹一些蓖麻油，也用蓖麻油浸濕她的尿布前區。不過我沒有加熱。此外，我偶爾讓她口服一些甜味白芬劑，因為覺得她有偏酸的傾向。收到你的來信後，我立即將你的建議加入這些治療當中。幾天後，我帶她回診，醫師驚訝地發現，她的耳朵完全清除乾淨了。她的改善尤其令醫師窘迫不安，因為上次寶寶看診後，就一直拒絕醫師開立的處方藥。感謝您的時間和信息——獻上我們的愛與祝福……

差不多十二年前，葛蕾蒂絲第一次在過動兒身上使用蓖麻油包，而且不是因為運動機能亢進，而是因為五歲的吉米向母親抱怨，說他的肚子好痛。在我們的診所檢查時，男孩並沒有顯現任何闌尾炎或重大問題的跡象，於是開了蓖麻油包，因為蓖麻油包通常可以免除孩子腹部的不適。在檢查室的時候，吉米毀滅力十足。什麼事都可以喧嘩吵鬧，就像許多的過動兒一樣。然而，第二次看診時，那是他在小肚子上敷了一個月蓖麻油包之後，吉米整個人變了。他的行為表現像正常的孩子，沒有撕下雜誌的頁面，沒有不斷開門、關門，開關抽屜等等。

從那時候起，我們開始在不少患有神經系統紊亂的孩子身上使用這些蓖麻油包，這些油包似乎總是具有鎮靜、療癒的效果。一九七〇年代中期，厄尼．貝奇（Ernie Pecci）博士參與了一些相關研究，治療十六名表現出「輕度腦功能障礙」的孩童。這些孩童在加州奧克蘭的康特拉科斯塔郡（Contra Costa County）日託中心接受治療，而厄尼是這裡的醫療主任。給予其中一半孩童的療法是：腹部敷蓖麻油包、特殊膳食、補充維生素E和C，外加綜合維他命；另一半孩童則在五週測試期間沒有接受任何治療。在測試期之前和之後，兩組孩童都以多種方式接受測試。家長們與教師和心理學家們一起參與評估。在那麼短的時間內，沒有揭露出什麼驚天動地的事件，但接受整套治療的八名孩童當中，有六名有所改善。得到的報告結果很有意思：睡眠模式改善了；有些孩童的體重明顯增加；過動情況普遍降低；膚色或氣色改善了；記憶力變好；孩子們比較冷靜；談話更有關連性；其中一位指出，他的視力不知怎地「似乎改善了」。

發育遲緩

一位ＡＲＥ會員借了〈唐氏症傳閱檔案：兒童異常篇〉（*Circulating File on Mongolism: Children, Abnormal*）之後，報告了她利用資料做了些什麼。顯然，她找不到醫師可以與她合作照顧患有唐氏症的新生兒。所以，她開始自己採取行動。這令我想起凱西常說的：要做點什麼，即使做錯了，也比什麼都不做好。且說這位女子做了些什麼，而且對這個孩子來說並沒有錯。以下是她的故事：

你問，這份檔案怎麼幫上忙的——我們的寶寶是唐氏症，在他生命的前六個月，我們每晚用等量的橄欖油、花生油、蓖麻油替他按摩。我們現在帶他去看一位與ＡＲＥ合作的脊椎按摩師，一週兩次，做凱西推薦的調整。我們受到極大的鼓舞——寶寶警覺，有反應

——胃口和排泄都改善了——他的身體更強壯，在他第一個生日當天，即一九七五年八月二十九日，他送給我們的禮物是：在我們要求他唸唱〈小麵餅〉（*patty cake*）兒歌時，他拍手了。我們感謝神，感激祂的「奇異恩典」。

一個曾被診斷為患有大腦萎縮和器質性腦綜合症的孩童，並沒有光明的前景。然而，當父母親始終如一、很有耐心、堅持不懈地與這樣的孩子一同努力時，好事的確會發生。

從凱西給出關於孩童腦部受傷或發育遲緩的大量解讀中，經常告誡照顧這些孩童的人，在尋求讓孩子回復正常的過程中，要充滿愛心、時常禱告；而且這些人得到的指示始終是，在為孩子盡心盡力的過程中，要有耐心、堅持不懈、始終如一。

兒童照護

就某些案例而言，寶寶照護確實會變成一輩子的關愛；然而，大部分的問題並不是那麼大，而且幸運的是，明智審慎地運用常識和一些簡單的建議，問題是可以解決的。ARE會員部都有一份〈寶寶照護傳閱檔案〉（*Circulating File on Baby Care*），而且許多會員已經利用在那裡找到的建議，照護自己的小孩。下述這個基層研究的實例來自克利夫蘭：

因為最近才成為ARE會員，這是外子和我第一次真正運用那些身體解讀……嗯，我很高興要宣布的是，藉由遵照來自「寶寶照護」系列（總類）的一篇解讀，我用了石碳酸凡士林（Carbolated Vaseline）照顧我們小女嬰的皮膚過敏（臉部）。她發在臉上，我覺得只是因為吐奶沾到臉部，刺激造成的。這個凡士林在二十四小時內解決了她的過敏，因此我現在用它作為保護女兒肌膚的預防措施。我建議我嫂嫂使用這個方法，她也用這種凡士林治療嚴重的尿布疹。她女兒也得到幫助（我女兒目前三個月大）。在使用石碳酸凡士林之前，我用過各式各樣的嬰兒乳霜，沒有一個見效。

隨著孩子長大，疣變成了多數母親頭痛的問題。醫生也有這個問題，因為疣往往很難治癒。幾年前，一位有疣的患者對一次又一次塗抹蓖麻油沒有反應。於是患者的父親用他自己的方法，將一片馬鈴薯擦抹到那些疣上（他小時候，母親就是那麼做），然後趁沒人注意時，將那顆馬鈴薯埋在院子裡。那些疣立即開始消失，兩週不到，完全不見了！我記得在《英國醫學期刊》讀到一位醫師報告的方法——他用來為容易受騙的四歲、五歲或六歲孩童移除疣的方法是：付給孩子六便士治療每一個疣。結果居然奏效。不過現在價格八成上漲了。

兒童體內的蟯蟲，已經被認為是易怒、過動、在學校注意力不集中、食慾不振、睡眠不足的原因，導致學習困難。據說，美國有十分之一的人口患有這種腸道寄生蟲感染。目前已經提出了許多建議，防止重複感染以及將蟲卵傳染給其他人，所有這些觀念都圍繞著愛乾淨的習慣。如果我們相信《聖經》的教誨，愛乾淨僅次於敬神，但在凱西解讀中找到的觀念絕少涉及乾淨清潔。如果你取得了〈寄生蟲傳閱檔案：蟯蟲篇〉（*Circulating File on Worms: Pinworms*），解讀2015-10號一定會為你提供一些絕佳的信息。這個三歲女孩有不少問題，但在解讀給出當時，顯然腸道的蟯蟲造成她最大的難題。下述三個問題訴說了一則有趣的故事：

問題3：她雙腳的骨頭正常嗎？她是否有扁平足或足弓下落，導致穿不住鞋子，還是她就是不願意穿鞋？

回答3：我們發現，這些在目前是正常的。這是這個身體的自然傾向。我們將會發現，移除腸道中的這些傾向，這個身體將腳趾向下或內縮的傾向一定會被排除掉。

問題4：蟯蟲問題是怎麼來的？由什麼所引起？

回答4：牛奶啊！你聽我說，在每一個人的腸道內，都存有產生某種腸道寄生蟲的物質。這是每一個人體內都有的。但由於吃了奶中含有任何細菌的特定飲食，就會逐漸導致這些寄生蟲增加，而且往往迅速成長或繁殖；然後牠們可能會消失不見——只要吃些生的、綠色的食物。

問題5：要給她換一種牛奶嗎？

回答5：牛奶是必要的，不太需要換。要麼如之前說過的，增加生的、綠色的食物，或給予那些可以排除上述來源的屬性。但是，如果可行，引誘這個身體食用萵苣、芹菜、胡蘿蔔是比較好的——即使是少量。一片萵苣可以殺死一千隻寄生蟲。

凱西打亂了涉及這類常見病症的病因學的一切傳統醫學思維——身體可以創造且事實上確實創造出有能耐產卵且自行繁殖的蟯蟲，這個概念等於是人類確實是有創造力的個體。或許，值得懷疑的是凱西為這個小女孩給出的第三個回答之中所蘊含的概念——腸道中的寄生蟲會使她的腳趾內縮或向下，而食用萵苣則會使她穿得住鞋子。這個人體，很奇怪，是吧？

在其他治療蟯蟲的解讀中，凱西建議高麗菜還有萵苣以及胡蘿蔔和芹菜之類的生菜，加上沒煮過的生水果。難不成是住在美國的我們沒給孩子足夠的生鮮食物嗎？我收到的下述這則故事，來自伯明罕的一位通信會員，幾年前，她的家庭曾經有過蟯蟲的問題。

我曾經在醫藥上花了許多錢。如果一個人得過寄生蟲，整個家庭都必須接受治療——衣物要煮沸，夜裡輾轉難眠。

我在凱西解讀中的某處讀到，生食高麗菜同時停喝牛奶一段時間，然後從那時候開始，如果我們需要幫忙，我就立即啟動高麗菜治療法，相關人等立即擺脫寄生蟲。我們有三個女兒，大女兒當時開始上學。那也是我們家開始有蟯蟲問題的時候，但可以保證的是，高麗菜幫了忙，搭配不喝牛奶，以果汁代替幾天。

受傷為孩子帶來許多難題。當孩子捲入意外事故時，有時可能會出現腦震盪等嚴重傷害。在理解這類損傷時，最好將其視為生物體內的連續過程，而不是時間中的單一事件。物質身體的創傷，總是為我們帶來可能被診斷為腦震盪的症狀，但體內的細胞是不斷改變的，而受傷的效應，要麼是增加全身的不適和神經系統的病理狀態，或是整個身體正在清理殘渣，實際上，是讓身體再次接近完整圓滿。

幾年前，我要一名在騎自行車時被汽車撞倒的十二歲女孩住院治療。她昏迷了五或十分鐘，但恢復到可以說話連貫，我們發現沒有明顯的骨折。然而，在醫院照X光片卻顯示出，髮際區顱骨骨折，而且她非常安靜。日暮低垂時，她變得愈來愈嗜睡，逐漸陷入昏迷狀態。我開始為她注射那時常用的一種酶製劑，因為覺得，如果組織腫脹或是大腦組織有任何的微微出血，這會在癒合過程中協助身體。此外，我們有幾個研究小組接獲通知，正在為女孩祈禱。那天晚上十點到十一點半之間，我們的病人不省人事，當我們準備請神經外科醫師進來時，她再次動了起來。逐漸地，她再度恢復意識，變得愈來愈警覺，直到隔天早上，她就跟撞車之前一樣活潑。

我可以想像，在關鍵的那幾個小時期間，她體內發生的種種生理活動。我們仍舊不知道，到底是那些酶製劑還是禱告扭轉了局勢，抑或是事情自然而然地發生，根本不受此二者影響。不管怎樣，結果是可喜的。

我們最近收到加州一位朋友的來信。她六歲的兒子在騎自行車時重重摔了一跤。她撰寫的故事如下：

他腫起了一顆「鵝蛋」，一部分在右側太陽穴和周邊。我檢查了他的雙眼，似乎聚焦沒問題。我問他，想上教堂還是待在家裡。他選擇了上教堂……但他沒去上課，而是跟我在一起，頭躺在我懷裡。我們到家時，他抱怨覺得不舒服，而且嘔吐。與他交談時，我發現，從自行車上摔下來到去教堂路上的某個時間點，他記不得這之間發生了什麼事。這時我非常擔心——覺得他一定有輕微的腦震盪。我將一塊蓖麻油包敷在那個瘀傷和他的頭部周圍，同時要他躺下，盡可能保持安靜。如果我沒記錯，大約一小時半後，他要求吃東西，同時和妹妹一起在床上玩遊戲——然後當我檢查腫塊時，腫塊完全消失不見。我取下蓖麻油包，他起身下床。那一夜，我又敷上蓖麻油包，一直敷到隔天早上。看不出有什麼不良反應。

醫治孩童的療法是什麼呢？……母親的關心、年輕人的恢復能力、禱告、蓖麻油……而且不要低估任何一項！

第二十七章

危及生命的病症

說任何身體病症是「不治之症」八成是不明智的，因為奇聞怪事曾經發生在人類事件的進程中。然而，基於務實考量，有些病症經常抗拒成功的治療，因此被認為是「不治之症」，而許多如此備受折磨的個體的確沒有被治癒，他們的物質身體的確死亡了。然而，即便死亡近在咫尺，還是可以提供援助，以此緩解疼痛，讓殘餘的人生活得比較有意義。

癌末病人的疼痛或許是癌症在人體中最令人懼怕的併發症。人們想知道疼痛究竟起源於什麼地方——因為疼痛或許是最難以釐清且最不被理解的症狀。有些癌症因進展太快而使癌症病人得不到任何現有癌症療法的幫助，就我自己治療這類病人的經驗而言，我曾經見過一些傳統的輔助方法在臨終前的日子大大緩解疼痛。

一九七五年，一名六十二歲男子罹患了腦癌。他前來接受醫學觀察時，病情已經相當嚴重；然後在膀胱壁發現了第二個惡性腫瘤，唯一可以派上用場的是化療。家人前來諮詢時，病人是癌末，臥病在床，體驗著疼痛，顯然來日無多。我們建議病人在腹部敷上蓖麻油包，讓他保持無痛，直到去世前二十四小時為止。然後他在身子一側出現一些疼痛，而在那個部位同樣局部敷上蓖麻油包時，病人再次感到舒服。

使用這些蓖麻油包的另一個實例，出現在大約二十年前，當時我被要求去照料一位腹部癌症非常嚴重的女性，第一次見到她時，她已經病入膏肓，無法照顧自己。她拒絕接受任何類型的手術且住進了療養院，因為她沒有尚在人世間的親戚。在療養院裡，她每天接受咖啡灌腸和腹部蓖麻油包，持續四十天，直到她去世為止。這段期間，她完全沒有痛苦。

另一個令人不快、危及生命的癌症併發症故事，來自我們的一位合作內科醫師。他的病人是一名三十三歲女性，兩年前做過乳房根除術。在那兩年裡，她什麼都做了：手術、鈷、放射、電子感應加速器（betatron）、福樂癌注射劑（5FU）、其他化療。她開始一日不如一日，患上消化性潰瘍和排泄問題，最後出現腹脹、搞不清方向、與現實脫節狀況。住院治療後，開始用蓖麻油包敷療她的整個腹部。她的泌尿道開始再次運作，且腹脹逐漸消退。她仍舊被影響，但在第四天，她開始出現些許的腸道活動。第五天，幾週以來，她第一次正常排便。她的幻覺消失了，視力在臨床上大幅改善，而且能夠出院回家。

蓖麻油包當然清除不了我們稱之為癌症的惡性腫瘤，但如果它能夠幫助感覺中樞，就像在這個女人身上做到的一樣，同時在排泄方面帶來如此顯著的改善，那麼對於正在準備進入

「生命」的另一邊、穿越所謂「死亡」的誕生的人來說，蓖麻油包就做了非常有價值的事。因為，在我們於本書中探索過的生命延續概念裡，死亡成了偉大的療癒者。當一個人經驗到的人生事件，教會他來到人世間所要學習的功課時，他的靈魂會知道，他準備好了，要去到另一邊。那裡的誕生是這裡的死亡；因此我們可以看作那是在表示，在「生命」的另一邊的誕生變成了疾病的療癒，治癒我們已經在這裡找到的部分人生經驗。

當我們治療患有可能稱之為不治之症的患者時（這些問題包括癌症、多發性硬化症、肌萎縮性側索硬化症、嗜睡症、癲癇等等），確切釐清我們正試圖做什麼是相當重要的事。我們必須做出選擇，是不是要：

㈠治療這個疾病呢？還是㈡治療那個人，體認到那個個體是身體、心智、靈性，而且是一個在地球上探險的人？

如果受過訓，有專業知識，有執照，我們可以選擇只治療疾病，或是兩者兼顧；但治療整個人是另外一回事。那可能涉及單純地仁慈善良。我記得，凱西對某位個案說過一句話，當時這人正照顧著患有精神疾病的兒子：「人類心中最在意的念頭是——『有人在乎』。」（3365-1）治療另一個人可能意謂著為他禱告，在身體上以或這或那的方式幫助他，或者可能意謂著，使用某種古老的方法協助身體的生理機能，幫助自己的身體回復到至少部分趨向正常。

敷蓖麻油包、改變飲食、落實鍛鍊計畫、為某人禱告，或是幫對方灌腸，都不需要開業行醫的執照。不管怎樣，對於擔任醫生的那些人，菲利克斯．馬蒂伊巴內斯（Felix Marti-Ibanez）有話要說，談的是如何照顧可能心態無望的病患。他對醫學界的應屆畢業生說道：

> 你們對病患的職責就是好好對待他們，因為你們希望對方以善意、禮貌、誠實對待你們。你們就必須學會何時及如何對患者隱瞞真相——假使不告訴對方病例的一切真相可以令對方寬心或是撫慰對方，因為你們有時候可以治療他們，你們時常可以幫助他們減輕痛苦，但希望你們永遠可以為他們付出。請記住，實驗室的報告不是不可撤銷的判決；在所有這類報告和數據的背後，有一個人疼痛悲苦，對這個人，你們提供的東西必須勝過抗生素、注射劑或手術輔助，你們必須運用你們的態度、你們的言語、你們的行動，激發自信和信心，給予理解和安慰。

在為生病和因諸多病症而飽受折磨的人解讀時，艾德格．凱西經常認為，一個人在世的時間很短暫。有時候他說，無計可施；但隨後，他一定會繼續告訴照顧病患的人，他們可以做些什麼來幫助病患度過這段時期。他總是向人們展現他們存在的本質——人是永恆的創造物，生命的各個部分，好與壞，健康與疾病，都是靈魂探險的一部分。

在可以提供幫助的地方，幫助——即使是「不治之症」——的目標，是要提升身體的生理機能。凱西有時確實推薦外科手術，也確實建議過X光治療法、盤尼西林、其他項目，以符合他所看見的「病情需求」。然而，他建議過的大部分療法類型，都會使當事人的身體功能好轉，從而克服身體的失衡和失調，並使身體回復正常。

多發性硬化症

有些疾病要做出努力，幫助身體的腺體運作得更好，也讓神經系統中有缺陷的組織再生，多發性硬化症便是其中之一。多發性硬化症是一種時而緩解時而惡化的疾病。在某種意義上，它來來去去，患者此時虛弱，而下一次量測病情時，又回復到近乎正常。有人認為，病因是欠缺電力連貫性，而神經上的髓鞘正是造成這類波動的元凶。這些髓鞘受到這個疾病影響，顯然好轉了然後又變壞。重點在於，髓鞘完整，脈衝正確傳遞。

來自凱西資料的提示，包括膳食、濕電池治療法、按摩。濕電池利用微弱的電流，而凱西解讀的說法是：電，無論其來源是什麼，都與生命力一同運作，尤其如果是那種「低」電能。針對一位被告知要採用濕電池治療法的案例，凱西提示，地球上有種種元素，身體的每一個原子都會因其而反應且對其做出反應。這名年僅三十二歲的男子，得到的建議如下：

我們要使用低電量的濕電池裝置，這會在人的經驗中製造出比較接近生命能量的振動。

因為，一切生命都是電能。形成生命力的電能，來自濕電池裝置中主要元素的組合，依照之前說過的方式準備，以對的比例，定期充電。

3491-1

許多患有多發性硬化症的病人來到ARE診所，而且許多這樣的病患在此就診期間至少看過雷伊．比約克（Ray Bjork）醫師一次。通常，雷伊會帶著他的妻子梅寶一起進到諮詢室，因為自從雷伊罹患了多發性硬化症且不得不放棄積極行醫開始，他們已經針對這些問題合作了二十年或更長的時間。他和梅寶在他自己身上應用了在凱西解讀中找到的概念和療法，而且他的狀況改善到能夠回到ARE診所積極工作。他仍舊偶爾為病患看診諮詢，即使他七十多歲已經退休。

雷伊的一名病患的妻子最近寫信來，節錄的這一段最是真情流露：

正如我在電話上說的，布魯斯的多發性硬化症已經一年半沒有發作了（之前他每年發作一到二次），而且學會了聆聽他的身體在告訴他什麼訊息。當他累了，他知道該要停下來而不是繼續施壓。他遵照低脂膳食（斯萬克膳食〔Swank diet〕），最近更得知，他的膽固醇讀數是一三〇——不賴吧！

布魯斯發現，引介他學習的靜心技巧（在鳳凰城時）特別有用。他學會用靜心結合自己的時間與濕電池療法，那在許多方面顯著改變了他的人生。您的精彩來信讓我們明白，您對神的療癒力量深具信心，就跟我們一樣。

猝睡症

猝睡症（narcolepsy）並不常見，但在內科醫師的經驗中卻不算罕見。它可能是由影響神經系統和導致過度嗜睡的結構性病灶所引起。這些是所謂的繼發型猝睡症。一般見到的病例是「原發性」猝睡症，目前醫學教科書中還不知成因。病例範圍從講座期間或餐後談話時出現令人尷尬的昏睡片段，到嚴重嗜睡，導致病患幾乎整天在睡眠中飄進飄出。當某一模式在人生早期已被建立起來，它往往持續不斷，貫穿這人的正常生活，除非用興奮劑治療，才能制止睡眠。這種療法不見得成功，而且還有副作用。

凱西資料中，至少某一類型的猝睡症似乎起源於一部分腺體系統的紊亂。下述摘錄來自提供給一名三十歲女性的解讀。

問題5：嗜睡呢？

回答5：這來自於神經和肌肉力道的疲勞虛脫；而且我們會發現，當總體健康改善了，身體表面的循環減慢被修正，這些方向也一定會得到修正。

問題6：最近出現的嗜睡感，跟我十七歲時的嗜睡原因相同嗎？當時我幾乎睡了一整個夏天。

回答6：部分相同；不過那時比現在更嚴重。腺體紊亂和表面循環減慢，加上沒有將能量帶給身體的運動。

問題7：這類似於昏睡病（sleeping sickness）嗎？

回答7：是的，可以說是雙重親堂表兄弟姊妹。

2769-1

差不多六個月前，一名四十歲女子在ARE門診接受檢查，之前四年間，她一直被診斷為罹患猝睡症。她發現，每當她大笑，就會經驗到僵硬症發作（症狀是：身體恍惚出神，搭配肌肉僵硬）。這是診斷結果之一，也是她到此看診之前三年來的病史特徵。她服用了各式各樣的興奮劑，讓她可以繼續生活，但其實並沒有使她保持清醒。她接受了幾次針灸治療，但無濟於事。

針對她的治療，設計概念圍繞著這個疾病實際上是由某個腺體失衡引發的，就跟凱西提示的一樣。有意思的是，每當患者大笑，僵硬症就會出現——那是情緒，不是嗎？患者開始服用原子碘，劑量逐步增加。接下來的那個月，她將每天服用的劑量增加到十滴，一週服用五天。除此之外，還輔以蓖麻油包、步行鍛鍊以及一些她有興趣的瑜伽。她的僵硬症馬上停止了，迅速發展出正常的能量模式，且在開始治療後四個月報告說，從孩提時期開始（大約十二到十五年前），她就沒有再感覺到如此的美好和充滿能量，而且這時的她能夠正常工作，不疲倦。凱西解讀暗示，原子碘在治療腺體缺陷方面價值不菲。

癲癇

癲癇是應該要囊括在本章之中的另一種疾病，因為很難用傳統方法完全治癒這個疾病。幾個世紀以來，癲癇一直與天才相關聯——也就是說，這樣的說法一直持續到最近五、六十年藥物普遍使用時。由於苯巴比妥（phenobarbital）和苯妥英（diphenythydantoin）之類的藥物，對患者施加的鎮靜和毒性作用，愈來愈不可能讓這些初露頭角、未被編號、未被認出的天才，發揮他們的潛能。因為害怕抽搐，因為這些藥物減少和減輕了抽搐的次數和嚴重程度，所以患者幾乎普遍主動服用。

我們持續研究癲癇，採用凱西資料提示過的治療方法，在過程中發現到，一個全新、聰穎、有創意的個體出現，脫離了藥物狀態的朦朧晦澀。當痙攣性疾病患者開始使用蓖麻油包、良好的低碳水化合物飲食、按摩以及正確運用態度和具支持作用的情緒護理時，許多天才也患有癲癇的老舊概念，變得更加明顯。癲癇藥物其實的確抑制了心智的功能。當一個人細想用蓖麻油包敷療腹部背後的基本原理，正如凱西解讀中所表達的，這時，這人就有機會在問題的再生方法或藥物的使用之間，做出那個困難的抉擇。

我們的一位合作醫生，治療了一名約在四年前被診斷為患有癲癇的九歲女孩。她從四年前開始服用癲能停（Dilantin），她的母親形容她神經質、時常哭泣、在緊張的情境下容易恐慌。她幾乎是不斷抱怨肚子痛，又說右腳不舒服。於是醫師替她換了一套治療方案。

兩個月以來，她常敷蓖麻油包、按摩、推拿、相當嚴格地奉行某套膳食療法。她的老師主動提供訊息，說她「從年初起，變了一個人。」她放鬆許多，心態快樂了；沒有再做一度折磨她的惡夢；而且氣色轉好。一直煩擾她的肚子痛或腳不舒服不再出現。儘管事實上，小女孩仍在服用癲能停，但在覺知、總體健康、症狀方面的改變，等於是高度讚揚短短兩個月內為這個小女孩所做的一切。女孩的父母親目前讓孩子繼續治療，希望長期那麼做，完全的治癒能夠到來。

癌症

探討癌症的文獻肯定會填滿成千上萬的書架。這少數幾頁的資訊只是要促使你思考，再者，如果你面對的是照顧罹癌病患，這對你會有幫助。關於癌症的本質，有些重點需要將人類的本質一起納入考量。某些有點刺激或令人震驚的想法，可能會生出有用的概念，幫助治療癌症患者，使其得到能夠或必會接受的一切癌症治療法。

你可能有癌症——而且從來不知道這事，甚至不知道自己罹患了癌症！這是具爭議性的聲明，來自加州大學洛杉磯分校研究員吉恩．德克尼恩（Jean deKernion），在對一群內科醫生說話時指出，身體的自然防禦可以克服惡性腫瘤（《亞利桑那共和報》*Arizona Republic*，一九七八年三月十九日）。「腫瘤具有正常細胞中找不到的抗原。這使得身體的防禦系統戒備警覺，將腫瘤視為外來的入侵者並攻擊它，」德克尼恩說，「那類攻擊的有效性，決定癌症是否會被征服。」

多年來，關於人體的「防禦系統」，已有許多的了解——胸腺是控制塔台，單核吞噬細胞系統（reticuloendothelial system）是淋巴細胞和較大的單核細胞，計畫對抗入侵者的主場。身體是戰場。不過癌細胞通常不是入侵者，而只是營養不良的正常細胞，瘋狂地開始對抗周遭的世界。或許是沒有足夠的氧氣，要不就是某樣重要的東西不夠，無法保持細胞正常。就是這時候，防禦系統追蹤迷途的細胞且通常消滅它。如果防禦不成功，癌細胞就會增生，擴展其勢力和領地，如果沒有被制止，最終就會殺死身體。

當防禦系統失敗時，德克尼恩的解決方案是什麼呢？或許是，卡介苗；取自罹癌動物的細胞萃取物；已痊癒的癌症患者的血清；將人類的癌細胞注射到綿羊體內，再從中取出脾和淋巴結萃取物。他說，問題與所有這些方法共存，而且目前還沒有找到答案。

像德克尼恩這樣的研究人員，尚未調查的一個幫助來源是：針對念想、建議，身體健康的普遍升級、所謂醫治者給予的治療法，身體系統本身內部的回應能耐。不管怎樣，似乎我們正朝著這個方向扎根奠基。就像卡爾．西蒙頓（Carl Simonton）在沃思堡（Fort Worth）所做的那類工作顯示的，觀想提高了人體戰勝癌症的能力。單看這一批證據，不考慮因有人代禱或患者齋戒禁食而使癌症自發緩解的眾多病例，顯而易見的是，改變人體的心智或情緒狀態，就可以改變癌細胞的命運。

凱西資料中，事情更進一步，超越心智、情緒、身體的關連性，在一開始便囊括了人類的本質——人類的靈性狀態。我長期看重的凱西解讀之一，為我們每一個人提到這個存在的狀態，讓我們與「創造原力」產生關連，指出有一個必須尋求的生活價值，否則就會創造出對我們造成破壞的情境，也就是我們所謂的「疾病」。凱西的觀點是，每一個人都經驗過累世累劫，這樣的概觀使得凱西的觀點更容易理解。

問題5：我會好起來嗎？

回答5：明天會來嗎？這取決於宗旨、目標、渴望、希望和恐懼！這個身體渴望好起來嗎？神在祂的天國嗎？你接觸的那些生命和活動，是否因神的工作的傳布而得到幫助呢？你需要好起來嗎？這些答案都在自我之內。神對服侍祂的人絕不吝嗇。要讓大家記住這點，相信它，知道它啊！因為它就是真理！每一個疾病、每一個紊亂，都是原罪在你家門口啊！

2526-5

我們每一個人基本上都在乎這一生；一旦我們同意，活著是有所目的的，而且採取行動，落實那個信念的推斷結果，就會想要戰勝我們所面臨的問題。我一直對「有效的進攻就是最佳防禦」的理念印象深刻。不是每一個人都贊同這個說法，但如果你想要看看自己體內的進攻情況，那就應該要看看全美癌症協會製作的這部影片《四面楚歌的細胞》（*The Embattled Cell*）。這是一部引人入勝的縮時拍攝影片，顯示活組織內的淋巴細胞如何消滅癌細胞。它們聰明地採取行動，而且，只要得到足夠的幫助，就一定能夠完成它們時常無法做到的事——亦即，在癌細胞取得真正的據點之前，消滅體內的癌症。那可以解釋，許多人體內此刻都有某些那樣的癌細胞，而活躍的、生死攸關的淋巴細胞，正在贏得戰鬥並摧毀它們，然而這整段期間，我們的表意識並沒有覺察到正在發生的事。

大衛．魏斯（David Weiss）和他的同事——以色列耶路撒冷希伯來大學的免疫學家們認為，癌症發生在身體的免疫系統崩潰之時。他們的努力一直是朝向改善人體的防禦系統，好讓那個系統可以摧毀癌細胞。他們從罹癌動物的身上採集白血細胞，將這些白血細胞與實際的癌細胞放在同一個培養皿當中一起培養。然後加入他們認定的關鍵因素MER（methyl alcohol extraction residue，甲醇萃取殘渣），那是由用來製作卡介苗的相同細菌製成的，有能力刺激免疫系統。白血細胞因這個技術的刺激，而有能力對抗體內的異物（白血細胞的首要責任），然後這些被送回到同樣的動物血流中，讓它們在此有選擇地追蹤癌細胞。根據魏斯的說法，這些白血細胞非常成功地摧毀了動物身上的癌症。換言之，白血細胞被施予化學教育，然後被派出去針對它們現在能夠戰勝的細胞完成工作。它們之前確實辨識出癌細胞，因為它們摧毀了部分的癌細胞，但現在，它們是荷槍實彈。這個概念很迷人，不是嗎？

紐約州水牛城的艾德蒙．克萊因（Edmund Klein）博士曾做過一些這樣的工作。他從曾將特定藥物用於皮膚上而治癒皮膚癌的患者身上，取得了白血細胞。克萊因博士聲稱，在用這些藥物治療期間，他們的白細胞已經學會將癌細胞識別為外來組織並攻擊它們。當患有同類皮膚癌的其他患者，隨後得到這些「被教育過的」細胞時，患者自身的白細胞很快便學會如何識別皮膚癌細胞，於是動員起來，摧毀癌細胞。這個教導過程只需要五小時——然後身體的淋巴細胞就學會了如何找到並摧毀癌細胞。

如果這些報告——其實還有數百份其他報告——實際上確實指出，免疫系統是身體抵禦癌症的關鍵，也是身體可以戰勝癌症的手段，那我們要如何提升免疫系統的能耐和認知呢？或許蓖麻油包大有幫助。觀想、禱告、靜心、按手禮、花草、按摩、維生素、促進健康的一般方法，當然還有膳食，全都發揮各自的作用。

近來，胃癌不像從前那麼普遍。但葛拉翰（Graham）及其同事休茲（Schotz）和馬丁諾（Martino）在一九七二年十月號《癌症月刊》（*Cancer*）刊登的一篇論文〈胃癌流行病學中的消化因素〉（*Alimentary Factors in the Epidemiology of Gastric Cancer*）當中，引人注目地指出了與這類癌症發生率相關的因果關係或因素。例如，這些研究人員發現，與對照組相較，胃癌患者更常吃馬鈴薯，不吃萵苣，吃飯較不定時，更常使用瀉藥。在這一系列的研究中，對照組患者比癌症組患者吃更大量的生鮮蔬菜。胃癌的低風險與攝取生鮮萵苣、番茄、胡蘿蔔、涼拌高麗菜和紫甘藍相關，且風險隨著生鮮蔬菜的攝取量增加而下降。

凱西解讀中，針對癌症患者，不論罹患的是哪一類癌症，最突出的推薦或許是轉向蔬菜生食；而且當一個人罹患的是末期癌症時，凱西時常建議「牛或兔子會吃」的飲食。來自那些解讀的含義是，綠色沙拉之類的東西不僅對預防癌症非常重要，也對治療大有幫助。

好幾個世紀以來，蔓生在美國西南部沙漠中的「達帕拉爾硬葉灌叢」（chaparral）植物，對當地的印第安人來說，一直是少有草本可以超越的療癒媒介。在維吉妮亞．斯卡利（Virginia Sculley）的《美國印第安草藥庫》（*A Treasury of American Indian Herbs*，Crown Publishers, Inc. 出版）一書當中，她講述了印第安人如何使用硬葉灌叢植物或木焦油灌木（creosote bush）作為補品、腎臟淨化劑，並與獾油（badger oil）混合，製成燒燙傷藥膏。印第安人將硬葉灌叢製成治療感冒或風寒的茶，治療腸道疾病、風濕病、蛇咬傷、破傷風、瘡和擦瘀傷。其他資訊來源認為，達帕拉爾硬葉灌叢，主要是一種改善肝功能的興奮劑。最近硬葉灌叢的使用量出現了驚人的增長，現代草藥學家以壓榨形式將葉子組合在一起，建議改用口服而不是當作茶飲。最近一則故事講到一名面部罹癌的男子，原本需要在猶他州某家醫院進行大手術，但男子婉拒了手術治療，改採一位印第安老友的建議，開始喝達帕拉爾硬葉灌叢茶。幾個月後，他到醫院複檢，身上的癌全數消失。利用達帕拉爾硬葉灌叢抗癌仍在研究中，與此同時，患有各種問題的人們開始一天喝一次硬葉灌叢茶。這些人用灌叢茶治療一切問題，從普通感冒和關節炎到癌症。

幾年前，醫學界強烈反對萊納斯．鮑林（Linus Pauling），以及他聲稱維生素C有助於對抗普通感冒，當時，鮑林和維生素C在多數美國人心中是緊密相連的。如今，鮑林科學暨醫學研究所（Linus Pauling Institute of Science and Medicine）發送的資訊，應該會激起更多的爭議：維生素C可以幫助癌症患者。鮑林研究所與蘇格蘭雷文谷醫院（Vale of Leven Hospital）合作完成研究，成果發表在一九七六年十月號的《美國國家科學院院刊》（*Proceedings of the National Academy of Sciences*）。根據這項研究的說法，除了正常的治療外，一百名末期癌症病患每天服用十克抗壞血酸鈉（維生素C）。另外一千名同樣罹患末期癌症的病患接受相同的治療，但不服用維生素C。服用維生素C的病患，平均壽命比對照組病患長五倍（在被認定是「臨終」病患之後）。

根據威斯康辛大學腫瘤學研究人員，最近發表在《現代醫學》（*Modern Medicine*，一九七八年四月十五日）的一份報告，在某些患者身上，維生素B_6可以預防膀胱癌復發。一百二十一名膀胱癌復發的受試者，被分為測試組和安慰劑組，「接受B_6治療的那一組明顯地腫瘤較少。」這個測試，發生在雷蒙．布朗（Raymond Brown）教授注意到許多膀胱癌患者有B_6

缺陷之後。並不是測試組的每一個病患都出現改善反應，但維生素B_6沒有毒性副作用，且容易口服。關於B_6帶來的效應，理論是，它減少膀胱中的致癌物質，或增強身體的免疫系統。

美麗神殿課程

許多慢性、有時是不治之症的疾病都還沒談到。所以，在那些情況下，該怎麼做呢？或是可以做些什麼呢？現在看起來鐵定相當明顯，不論哪裡出錯，不論是誰，一定有某些可以採取的程序，幫助那人回復健康。不見得可以完全回復健康，因為個體有創造的能力，基於某些未知的、無意識的理由，這人可能希望熬過他已經在自己身體內創造出來的問題。

身為專業人士，我們如何處理像這樣的問題呢？我們常遇到罹患危及生命的疾病，且早已盡其所能接受過許多特色療法的患者前來看診。多年來，我們在醫療實務中，一個接一個地落實了本書中一直討論的這些支持性概念。然後，一九七八年我們開始了一項團體治療，將大部分的這些輔助工具組合在一個為期十七天的課程當中，我們稱之為「美麗神殿課程」（Temple Beautiful Program）。它令人想起凱西談過的一處古埃及傳奇療癒場所，當時叫作「美麗神殿」。這個課程的設計是在幫助每一個參與者領悟到，自己的身體確實是真正的美麗神殿——只要當事人採取行動，將概念化為現實。

最近的一次課程有十一名病患登記，其中病情嚴重的（不過仍可下床走動）有七位。四人是乳癌術前，或是乳癌術後，一人正在治療多發性硬化症，一名年輕男子剛剛罹患了肌萎縮側索硬化症，另一名（有家族腎臟病）距洗腎僅兩週。除了完整的醫療檢查外，每一個人都被引介採用了某套營養方案，被施予按摩和大腸水療法，被教導透過生物反饋訓練和諮商進行自體鍛鍊和觀想。他們以群體為單位，體驗了音樂及色彩和舞蹈，調整頻率以收聽自己的無意識心智，以音樂為橋梁，拿藝術當媒介，且每一個人都接受了由受過音樂按摩療法訓練的治療師給予的音樂按摩。

他們做夢且學會詮釋自己的夢，探究自身的態度和情感，找到了新的洞見，且幾乎每一個人都在這些領域經驗到真正的突破。他們參與了按手禮，既施予，也領受；禱告和靜心常是早晨的體驗。運動鍛鍊也成為課程的一部分，視個人的健康狀態而定，而且還用了蓖麻油包，有些人則使用濕電池。前世經驗被召回了，幫助參與者帶著理解回顧過去，抱著希望憬未來。

這些人痊癒了嗎？現在這麼說還言之過早，但我感覺到，每一個參與者的深層都經歷了療癒的過程，成為我們所謂靈魂成長的一部分。這是否顯化成物質身體的療癒，要好長一段時間之後才會知道，而且完全取決於當事者的意願和選擇的天命。

尾聲——
踏上個人的意識探險

此時此刻，幾乎沒有什麼要補充了。從增強身體功能或是真正所謂身體再生的角度來看，已經簡略講述了不少的身體疾病。然而，還有許許多多的身體難題沒有提到，但在簡單一冊書的架構下，這是可以預期的，我就不為此道歉了。在提示療癒身體的新理念和新方法的時候，或許對心智的刺激將會被證明價值不菲，足以促使你開始更加理解自己的健康和自己的身體。

確定呈現在這些書頁中的許多療法可能看似過時，但在不太久之前，我碰巧看到一些東西，可以將當今的醫學置於更美好的視界中，且為我們帶來原本可能從身邊流逝的洞見。來自昔日賓州女子醫學院、當今賓州醫學院（Medical College of Pennsylvania）的《今日》（*Today*）期刊（一九七六年一、二月號），出現了幾個令人關注的項目。由於紀念出刊兩百週年，該期刊轉載了一七五〇年當天左右的新聞，這些醫學相關新聞囊括了下述內容：

印第安人發現阿司匹靈（同時找到治療壞血病和瘧疾的方法）

殖民地的內科醫生們，報告了從印第安醫療學到的幾個重要治療方法——鐵杉（hemlock-spruce）樹的樹皮可以治療壞血病，祕魯金雞納樹皮中的奎寧可以治療瘧疾。印第安人使用一種名為水楊甘（salicin，阿司匹靈）的物質，也被發現可以有效減輕風濕病的疼痛。

除了如此認可美國人最常見的特效藥的來源，這本期刊還呼籲大家注意（在一七五〇年）殖民地居民如何正在被擠出醫療保健市場，因為醫療費用攀升，醫生每次出診要價二十五美分。也正是在這個時刻（一七五〇年），男人打破了不參與生育分娩的禁忌，男性終於進入了產科醫學的領域。「根據報導，有時為了表示謙虛，男性助產士穿著女性服裝，他們擁有更多的知識且習得了更安全的技術——結果男性助產士在整個殖民地愈來愈受歡迎。」

可以肯定地說，在西方文明中，關於身體的療癒，還有許多有待被發現和利用——或許還需要深入研究。事實上，蓖麻油在《埃伯斯紙草文稿》（Ebers papyrus）*當中描述過，在歐洲，用蓖麻油包熱敷腹部的做法則大概持續了數百年之久，而針灸已經在遠東地區使用了幾千年，這提供了明確的證據，顯示在美國，無論是大眾接受或乏人問津的某一療法，就其歷史或效力而言，都未必比得上那些古老療法。

然而凱西的處方，不論視贊同或反對為己任的人們是否接受，都指出一種真正全人整體的生活方式，認同人類是永恆的生物，以身體、心智、靈性活在這顆地球上。也因此，我們一直說療癒是意識的探險，因為回復健康的過程，是靈魂發現自己深深涉入其中的活動——而且由於這個活動，靈魂成長才會發生。

如果凱西資料有其效力，那就必須從新的視角看待療癒、健康、再生、長壽和人體……而且那確實似乎是有效力的，因為當我們按照凱西的提示運用他的資料時，結果就會到來啊！

身體可以不再被視為一間生化實驗室運作著，沒有特定的方向，不受制於外來的疾病。新的畫面顯示，身體是與心智及靈性本質（永恆的存在）合而為一的，而且顯示出，身體的運作是由生命本身指揮的，以電力、電磁、振動的能量形式。原子本身、身體的細胞、器官、組織，全都具有意識以及完全正常的可能性。

事實上，每一個人都可以讓自己的身體回復到完整的健康狀態，正常而充滿生氣。然而，需要注意的是，許多健康唯有在出自某個靈性起源、某個靈性天命、目標和宗旨必定伴隨這類存在狀態的背景下，才可能發生。身體心智（body-mind）本身在意識、方向、活動

註解

＊ 譯註：古埃及醫療文獻，約莫寫成於西元前一五五〇年，記載了七百種可作為藥用的植物。

方面的轉變是需要的。因為新時代說，我們每一個人都對自己的存在負有責任，我們其實創造了目前發現自己正在做的事和存在的狀態；而那意謂著，囊括了所有其他的可能性，包含我們的疾患和病痛。

你應該如何利用這本書在意識探險的過程中療癒呢？首先，在你自己的人生中遵照下述五項健康法則，而且堅持不懈、始終如一、有耐心地天天奉行。

一、根據自己的需求獲得充分的休息；記錄並研究你的夢。

二、為自己建立一套基本的、均衡的營養計畫，然後好好奉行！

三、經常運動鍛鍊，或多或少，但要始終如一。而且要記住，最好的運動是走路。

四、定期禱告和靜心。

五、練習時時刻刻運用建設性的思維、言辭、行動的藝術——而且持續這個識別的過程，確認建設性與破壞性之間的差異。

接下來，回顧第十五章〈全面整合〉。然後，結合第十六章，盤點你自己以及你在意識方面和身體當中的位置。最後，按照凱西先生時常建議提示的行動，從你此刻所在的地方開始，利用現有的東西，啟動，開始吧！然後你將會踏上個人的意識探險之旅。祝你好運，願神保佑你。

附錄——

淺談ARE診所

亞利桑那州鳳凰城的研究暨開悟學會診所（A.R.E. Clinic），是一個致力於個人身體、心智、靈性整體療癒的非營利組織。這套方法結合了傳統醫學的優點、新時代的療癒，以及凱西解讀在患者照護、研究、教育等領域的概念。

ARE診所成立於一九七〇年，診所的擴大成長源自於兩位內科醫師，威廉·麥嘉里和葛蕾蒂絲·麥嘉里的努力，以及兩人致力於研究和應用凱西解讀中發現的醫療保健概念。凱西一生給出了一萬四千多篇解讀，這些被記錄並抄錄下來；其中九千多篇涉及健康、生理、療癒。凱西的聲明「靈是生命力，心智是建造者，物質是結果」，精確地描述了ARE診所的健康照護哲學。

由於與位於維吉尼亞州維吉尼亞海灘市的研究暨開悟學會（ARE），簽署了一份契約協定，因此得以用ARE這個名字行醫執業（研究暨開悟學會是會員制組織，鼓勵在各個層次學習、研究、應用在凱西解讀中發現的信息）。

今天，ARE診所提供的服務範疇，已經擴展到包括生物反饋、針灸、按摩和水療、諮商、音樂、動作和色彩治療、正骨療法、膳食、靜心、夢境研究、按手療法，以及來自凱西解讀的治療方法。員工人數從一九七〇年的七人增加到大約四十人，包括醫生、護士、醫療助理、家庭護理師和醫師助理、生物反饋和按摩治療師、研究、教育和行政人員。此外於一九八二年，在亞利桑那州的卡薩格蘭德（Casa Grande），ARE診所在所屬的一塊土地上開設了一家「再生中心」（Center for Regeneration）。

除了為鳳凰城區的患者提供「綜合醫療」類型的醫療照護，ARE診所還提供各種旨在滿足特殊需求的課程。患者可以住在診所美麗的住宅設施橡樹屋內，同時參加密集的八天或十七天「美麗神殿」療癒體驗。此外，這些患者將成為一個小社群的一份子，共享膳食、鍛鍊、夢，且在上課期間，相互扶持，支持彼此的改變與成長。這些課程的畢業生報告說，他們不僅體驗到更大的健康和幸福感，而且取得了透視自己的新洞見，幫助他們真正改變了自己的人生。

對於享有相當健康且關注提高自身幸福感的個人來說，目前正在針對壓力管理開發一門全新的安康導向課程。

誌謝

本書的製作可以追溯到二十五年前——我口中走在這條路上的早期，當時我講授著健康、夢境、居家、婚姻，以及種種不同的艾德格．凱西現象。艾兒西．賽克里斯特（Elsie Sechrist）和比爾．賽克里斯特（Bill Sechrist），敦促我稱之為「在自發緩解到來之前，該怎麼辦」（What to Do Until the Spontaneous Remission Comes），因為他們曾經與葛雷蒂絲和我共同經歷過許多的旅程、許多的談話、許多的經驗。

然而，確實是因為我經驗過如何運用凱西解讀中的健康和療癒概念，本書才應運而生。休．林．凱西一而再、再而三地催促我研究他父親給出的物質身體解讀（physical reading），且建議我用書面形式呈現，同時活出我將以文字給出的建言。一九六七年夏天，我在維吉尼亞海灘市（Virginia Beach）工作，撰寫大約二十五篇醫療實況報導，那段時間和之後的日子，葛蕾蒂絲．戴維斯．特納（Gladys Davis Turner）始終是靈感、幫助和信息的源泉。

與我合作過的醫生們、與我一同力求鞏固療癒概念的成千上萬名患者、多年來曾經與我合作過的許多祕書、研究暨開悟學會診所的工作人員——所有這些人都曾經是我的老師。然而我內在始終有那股持續不斷驅策我要寫作的動力，於是不得不寫下某些有意義的東西——勢必改變他人生命的東西。我在凱西解讀中發現了這點，那無疑是我撰寫本書時最重要的因素。

假使沒有內人葛蕾蒂絲的不斷鼓勵、完全信任、堅定不移，在即使我心知肚明自己的作品往往不怎麼樣的時候告訴我，我寫的東西非常出色，我恐怕完成不了這本著作。這本書需要好好編輯，才能充分展現作者在寫作方面的心力，而理查·阿布拉姆斯（**Richard I. Abrams**）善用精細的頭腦和敏銳的心靈，畫龍點睛，將最終的作品呈現出來。

有幾百位默默無聞的通信會員，曾為我的經驗和本書作出貢獻。我喊不出他們的名字，但卻感謝他們，與此同時，我也要感謝可能因為閱讀本書而發現人生變得更加美好的每一個人。

艾德格．凱西工作簡介

研究暨開悟學會（Research and Enlightenment, Inc, A.R.E.®）是艾德格．凱西於一九三一年創立的會員制組織。

- 一萬四千兩百五十六篇凱西解讀，是目前全球最大量有文獻記載的通靈信息，存放在維吉尼亞州維吉尼亞海灘市的ARE圖書館／會議中心。這些解讀已被彙編成一萬個不同主題的索引，且開放給大眾。
- 繳交不貴的年費便享有迷人的會員福利包。福利包括：期刊和時事通訊；居家自學課程；透過郵寄借閱的圖書館，提供真實的凱西解讀收藏，以及全世界最優的超心理學藏書之一；會員所在地區的醫生或健康照護專業人士的姓名。
- ARE是一個在振奮人心的新領域居於領先地位的組織，由該學會涵蓋領域的著名權威人士提供精選的出版物和研討會，探索例如超心理學、夢、靜心、世界宗教、整體健康、輪迴轉世、死後生命、個人成長等領域。
- 凱西解讀中概述的獨特個人成長路徑，是經由某個全球研究小組計畫開發形成的。這些非正式的小組每週在私人住家聚會。
- ARE維護一處遊客中心，這裡有一間書店、各種展示會、各式課堂、一家電影院、視聽簡報，引導探究者認識凱西解讀的概念。
- ARE帶領研究，探索醫療和非醫療的凱西解讀有何助益，時常為會員帶來參與研習的機會。

如需更多資訊，請造訪 www.edgarcayce.org

BC1072R

大通靈家2
艾德格・凱西療癒精要

The Edgar Cayce Remedies:
A Practical, Holistic Approach to Arthritis, Gastric Disorder, Stress, Allergies, Colds, and Much More

本書內容僅供輔助之用，無法取代專業醫師的診斷與建議，若您對特定健康問題有所疑慮，請諮詢專業醫師的協助。

作　　者　威廉・麥嘉里（William A. McGarey, M.D.）
譯　　者　非語
責任編輯　田哲榮
協力編輯　朗慧
封面設計　斐類設計
內頁排版　李秀菊
校　　對　蔡函廷

發 行 人　蘇拾平
總 編 輯　于芝峰
副總編輯　田哲榮
業務發行　王綬晨、邱紹溢、劉文雅
行銷企劃　陳詩婷
出　　版　橡實文化 ACORN Publishing
231030新北市新店區北新路三段207-3號5樓
電話：（02）8913-1005　傳真：（02）8913-1056
網址：www.acornbooks.com.tw
E-mail：acorn@andbooks.com.tw
發　　行　大雁出版基地
231030新北市新店區北新路三段207-3號5樓
電話：（02）8913-1005　傳真：（02）8913-1056
讀者服務信箱：andbooks@andbooks.com.tw
劃撥帳號：19983379 戶名：大雁文化事業股份有限公司

印　　刷　中原造像股份有限公司
二版一刷　2024年3月
定　　價　520元
I S B N　978-626-7441-05-3

國家圖書館出版品預行編目(CIP)資料

大通靈家2：艾德格　凱西療癒精要 / 威廉 麥嘉里 (William A. McGarey) 著；非語譯. -- 二版. -- 新北市：橡實文化出版：大雁出版基地發行, 2024.03
面；　公分
譯自：The Edgar Cayce Remedies : a practical, holistic approach to arthritis, gastric disorder, stress, allergies, colds, and much more
ISBN 978-626-7441-05-3(平裝)
1.CST: 另類療法 2.CST: 健康法
418.995　　113000292